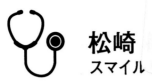

松崎敏男
スマイルリボン 編

HAMのこと
（HTLV-1 関連脊髄症）

教えて！先生

専門医に聞きました

南方新社

はじめに
主治医へのメッセージ

　私は、HTLV-1 ウイルスをなくそうと活動する NPO 法人スマイルリボンの代表をやっています。私自身は、HAM と診断されて 30 年になる患者で、鹿児島大学附属病院脳神経内科に通院していますが、この 20 年間の主治医が松崎敏男先生です。また、先生は NPO 法人スマイルリボンとアトムの会（全国 HAM 患者会）の相談役・顧問でもあります。

　松崎先生は、呼びかけがあれば全国のどこでも駆け付けて、医療講演や患者の相談に応じてくれます。一般の人が読んでもわかりやすい HAM の本を先生に書いてもらいたいとお願いしたところ、いままで患者や行政など一般向けの講演会で発表されたデータを USB に集めて送ってくださいました。「これが私の集大成だ、あなたの好きなように本にしていいよ」と送られてきた資料は数百ページに及ぶものでした。その中から、患者がほしい情報を選りすぐり、一般の人がわかりやすい本にするために、少し工夫をしてできたのがこの本です。

3

私の最初の主治医は中川正法先生でした。足はつっぱる、引きずる、おしっこが近いなどの症状が更年期障害などでなく HAM が原因とわかって、深い安堵を覚えたものです。鹿大病院へは 2 〜 3 カ月おきに通院し、プレドニンとエリスロマイシンなどの薬と自己導尿のカテーテルを出してもらい、ときに採血や検査をするといった難病患者にありがちな繰り返しの日々を送っていました。

　やがて、中川先生は京都府立医大の教授へと転任され、後任の主治医は松崎先生に変わりました。2002 年のことでした。初めて先生を受診したときは、若くて頼りなさそうで大丈夫だろうかと正直心配しました。患者側からすれば経験値の深い中川先生と比較してしまうのは仕方のないことなんですが。

　新しい主治医はやわらかな物腰で、話をよく聞いてくれるとわかり始めたころ、先生から「HAM の患者会をつくってくれないか」と声がかかりました。「患者会？　べつに・・・以前患った血液の難病のときも患者会に入ろうとは思いませんでしたが」と、応えると、先生はこう言われました。

　「あなたのような人ばかりじゃない・・・病気（HAM）のことを家族にも言えずつらい思いをしている人がいるのですよ」

　先生の言葉に背中を押されるように、HAM の患者会を

立ち上げたのが2003年のことです。鹿児島大学鶴陵会館で行われた発足式には、北海道から沖縄までの患者さんが集まりました。印象に残るのは、地元新聞の告知記事を見たという県内の患者さんからひっきりなしに電話がかかってきたことです。口々に「同じ病気の人と話がしたかった」といわれましたが、私は現実を知らされて愕然とするばかりでした。

　その頃はまだ発症して10年の私のような患者は軽症者であり、20年30年と経過した人は、自力では立てない、骨折を繰り返す、肺や腎臓に合併症を起こすなどして寝たきりの状態になっている人もいたのです。

　患者会は同じ患者が悩みを吐き出して分かち合うことが大切・・・ではありますが、それだけでは何も解決しません。治療薬がなければこの状況は変わりません。HAMは九州、特にこの鹿児島は患者が圧倒的に多く、「風土病」とされていました。国からは県で解決しなさいと、国の難病にも認定されていないことに憤りを覚えました。

　そこで、患者会の名前を元気がでるように「アトムの会」とし、会の目標を「難病認定」としました。初代アトムの会会長は私、顧問には納光弘教授、松崎先生。こうして走り出した患者会は、1年後に会員が300人を超していました。支部も全国につくり、それぞれが開催する講演会に松

崎先生が登壇し、講演が終わると患者との時間を持ち、相談に乗ってくださいました。

　2009年、HAMが国の難病に認定されました。認定されるまでの道のりは遠く、粘り強い活動が必要でした。その活動はスマイルリボン発行「教えて！HTLV-1のこと」の本の中に具体的に書き記してあります。同じ難病認定を希望する患者団体の役に立てればという思いもありました。

　アトムの会（HAM患者会）の設立2年後の2005年に、NPO法人「日本からHTLVウイルスをなくす会」（現在名称スマイルリボン）を立ちあげました。HAMだけでなく、ATLやHTLV-1が原因の感染症、キャリアを対象とした「HTLV-1ウイルス総合対策」を求める活動へと拡大したのです。

　2010年9月、私は現アトムの会会長である石母田衆さんやATLを発症して骨髄移植をされた元宮城県知事の浅野史郎さんとともに、総理官邸で時の総理大臣に面談しました。ATLやHAMの現状を伝え、HTLV-1は世界に先駆けて日本人が解決しなければならないウイルスだ、だから「HTLV-1総合対策」が必要だと訴えたのです。そして要望書が受理され、翌年からHTLV-1総合対策が施行されました。毎年10億という予算がつき、母子感染予防対策やATLやHAMの治療薬開発研究費にも充てられることにな

りました。

　会の活動は、HAM を国の難病認定（現在は指定難病）にするという目標を達成し、国が「HTLV-1 総合対策」を制定するという最高の結果を出すことができました。アトムの会から始まりスマイルリボンとして実に 20 年、目標を達成し結果を出すために必死で走ってきた気がします。厚労省や国会議員会館への行動は、車いすの HAM 患者が中心でしたが、医師や研究者の協力もなくてはならないものでした。

　現在、私は診断されて 30 年を経過した重症な HAM レベルへと進行しています。松崎先生はこの年月を見守ってくれた主治医であり、一緒に難病認定や総合対策へと歩み続けた同志のような気もします。先生の「患者会をつくってくれませんか」の一言がなければ、また、その言葉に心を動かさなければ、国の HTLV-1 総合対策は成立しなかった！　そういえるからです。「医道は仁術」という言葉がありますが、医術は病人を治療することによって仁愛の徳を施す術であり人を救うのが医者の道である、という意味だそうです。松崎敏男先生はこの言葉の通り、患者に接しておられるのだろうと思います。

　HAM の進行は個人差があり、長期にわたるほど合併症も増えてきます。この本にある具体的な処方例などは、治療のガイドブックになるかも知れません。また、自分の進

行度合いを知ることで、症状に合わせた対処療法が見つかると思います。この本が多くの HAM 患者の助けになりますように。そして多くの人に HAM を理解してもらえますように。

NPO 法人スマイルリボン
理事長　菅付加代子

著者のあいさつ

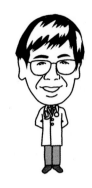

松崎敏男（まつざきとしお）

　この本は、HTLV-1関連脊髄症（HAM）患者さん、HTLV-1感染者（キャリアと呼びます）、医療従事者、医学生、行政、一般の方々へ向けて、HAMという病気について、なるべくわかりやすく解説したものです。

　HAMという脊髄疾患は、2003年に全国HAM患者友の会（アトムの会）が設立されるまで、一般の方にはほとんど知られていませんでした。HAMは、私が獨協医科大を卒業した1988年当時、既に医学書に出ていましたし、その後は、アメリカの教科書にも載せられています。それでも、略語でHAM（ハム）というと、「それはボーンレスハムですか？」とか「ラジオのハムのことですか？」といわれた時代がありました。今では、リハビリ学校や看護学校、医大の授業でも、HAMは感染症として話されています。

　2009年、HAMは国の難病に認定され、2011年、国の「HTLV-1総合対策」が施行されるようになると、HAMを

めぐる状況が一変しました。国の難病情報センターのサイトには 26 番の指定難病として確かな情報が掲載されています。また、HAM ねっとが開設され、治療薬の研究開発に役立てられています。患者会である NPO 法人スマイルリボン、アトムの会が果たしてきた功績は大きなものです。HAM は希少疾患ではありますが、だからこそ一般の方々にも偏見を持たず、正しい情報を知ってもらいたいと願っています。

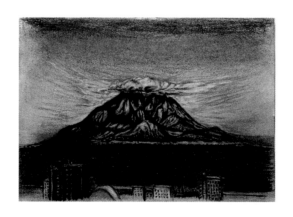

※著者の趣味は絵画制作。大学時代、美術部に所属されていました。

目次

第 1 章 HTLV-1 ウイルスと HAM

HTLV- 1 が引き起こす病気
HAM という病気の発見
HAM と地域性

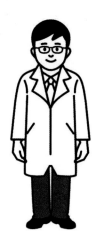

■ HTLV-1 が引き起こす病気

HTLV は Human T-cell leukemia Virus の略で、日本語でヒト T 細胞白血病ウイルスといいます。HTLV には 1 型から 4 型までありますが、HTLV-1 型（HTLV-1）に関連する病気は主に 3 つあります。成人 T 細胞性白血病（ATL）、HTLV-1 関連脊髄症（HAM）、HTLV-1 関連ブドウ膜炎（HU、HAU）です。

1987-1988 年に実施された全国調査をもとに計算された、抗体陽性者が生涯に HAM を発症する可能性は 0.25％です。一方、ATL は生涯において発症する確率は 5％で、HU は 0.1％と言われています。残りの約 95％は、キャリアのままで発症しませんが、母乳、性行為や移植などによって感染の原因になることは考えられます。

ATL は年間 1000 人の死亡者が出るのに対し、HAM は年間 4 人（37 年間で 151 人死亡）と死亡率こそ低いものの、日常生活に困難が付きまとい、介護を必要とする病気です。

ブドウ膜炎は、飛蚊症、眼痛、視力低下が出る病気ですが、キャリアだけでなく、HAM や ATL に伴う場合があります。

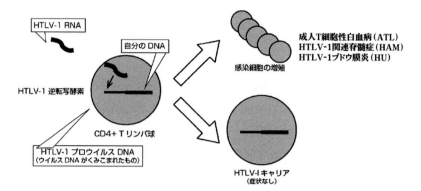

図　HTLV-1 ウイルスの発症の流れ

　HTLV-1 関連脊髄症は、英語で HTLV-1 associated my-elopathy の頭文字をとって HAM と呼ばれています。HAMは、HTLV-1 に感染することで、1 年以上にわたって脊髄に炎症を起こし、脊髄の神経細胞を壊して病状が進行していくものです。

　通常のウイルス性脊髄炎は、1 週間以内で急性に発症し、治療で治ります。また、ヘルペスウイルスのようにたまにおきる脊髄炎は、症状が固定して進行しないものです。それを考えると、HAM はウイルスが原因なのに病気が進行していくという変わった脊髄炎です。

■ HAM という病気の発見

　1985 年当初、HAM は原因不明の痙性脊髄麻痺（けいせいせきずいまひ）と診断されていました。HAM が新しい疾患として提唱されたのは 1986 年のことです。1985 年 6 月、病棟入院中の痙性麻痺の患者さんの血液中に、白血病でもないのにフラワー細胞（本来、丸いリンパ球がクローバーの葉っぱのように分葉されている細胞）を見つけたことが始まりです。

　当時、カリブ海周辺の脊髄麻痺（熱帯性脊髄麻痺）の患者に抗 HTLV-1 抗体陽性者が多いという報告がありました。そこで、日本でもフラワー細胞が確認された原因不明の脊髄麻痺患者の HTLV-1 ウイルスへの感染を調べたところ、ほぼ全員陽性でした。1986 年、現鹿児島大学名誉教授納光弘先生により新しい病気として HAM と名付けられ、世界で最も名高い医学雑誌であるランセットに掲載されました（1,2）。

　1988 年 12 月には、鹿児島大学第三内科（現在の老年病学・脳神経内科）が人類の健康を考える国連の専門機関である世界保健機構（WHO）の「ヒト・レトロウイルス性神経疾患 WHO 協力センター」に指定されました。それがきっかけとなり HAM 研究はスタートしました。

その後、HAM と HTLV-1 型熱帯性痙性脊髄麻痺（TSP：
Tropical Spastic Paraparesis）は同じ病気であることがわか
り、現在、世界では HAM ／ TSP と呼ばれています。日本
では HAM で通っており、厚生労働省の難病情報センター
（https://www.nanbyou.or.jp/）に掲載されている指定難病
名は HTLV-1 関連脊髄症（HAM）となっています。

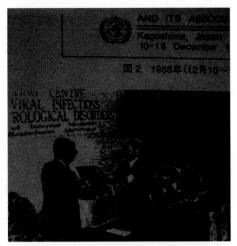

**図　ヒト・レトロウイルス性神経疾患 WHO 協力センターに指定
され、認定証を受ける当時の納光弘鹿児島大学第 3 内科教授
（1988 年 12 月）**

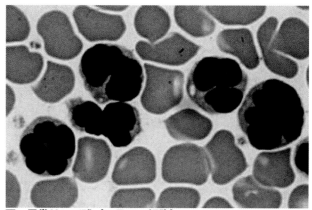

図　異常リンパ球（フラワー細胞）

HAM	
鹿児島	324
長崎	131
宮崎	72
福岡	71
沖縄	67
佐賀	35
大分	31
熊本	26(3.4%)
北海道	49
宮城	21
岩手	15
計	759

(1989)

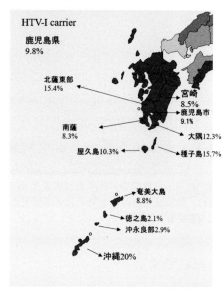

HTV-I carrier

鹿児島県
9.8%

北薩東部
15.4%

宮崎
8.5%
鹿児島市
9.1%

南薩
8.3%

大隅12.3%

屋久島10.3%

種子島15.7%

奄美大島
8.8%

徳之島2.1%

沖永良部2.9%

沖縄20%

図　県別の HAM 患者数と鹿児島県の HTLV-1 の地域別感染率

■ HAM と地域性

　無症状の HTLV-1 感染者のことを、HTLV-1 キャリアと
いいますが、HTLV-1 キャリアが多いところに HAM 患者
も多くみられます。

　1989 年の調査では、鹿児島県の住民 3114 人のうち
HTLV-1 の陽性者は約 10％（6）、1986 年の沖縄県調査で
は約 20％でした（7）。鹿児島県内の HAM 患者の分布は県
南部に多いですが、離島・県北部にもあり、地域差があり
ます。

　1993 年の HAM 全国調査では HAM 患者の実数は 1062
人（そのうち九州 700、関東 33、北海道 49）でした（8）。
2010 年、厚生労働省で全国の HAM 患者の調査が行われ
ました（9,10）。その結果、全国では推定 3600 人、九州以
外に関東、近畿にも多いことがわかりました（11）。日本
赤十字が献血をもとに調査した結果でも HTLV-1 陽性者の
分布が HAM 患者の分布と一致しました。

　ATL の年間 1000 人の死亡者に比べ、年間 4 人と死亡率
は低く、HAM 単独での死亡ではなく、ATL を含めた合併
症での死亡です。

　HAM 患者は、世界的にはカリブ諸島、アフリカ、イラ
ン北東部、ヨーロッパの一部（ほとんどは感染地域からの

移民）などに多くみられ、中国福建省でも報告されていま
す。

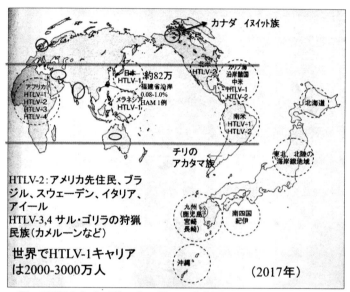

図　HTLV-1 ウイルスキャリアの分布図

第2章　HAM のメカニズム

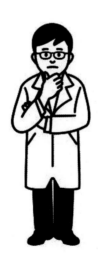

■ HAM の発症

　HTLV-1 ウイルスは通常の生活では感染しませんし、感染症なので遺伝もしません。HAM 患者の男女比は 1：2.3 と女性に多くみられます。平均発症年齢は 48.2 ± 17.3 歳です。2 歳から 82 歳までと、幅広い年齢で発症していますが、多くは働き盛りや、子育て真最中の年齢で HAM を発症しています。

感染なので遺伝しない

日常生活でOK

　主な感染経路は母乳による母子感染で、他に輸血、性交渉による感染（ほとんど男性から女性）などがあります。輸血については、1986 年以降、献血の抗 HTLV-1 抗体検査で陽性者を除いているため、感染することはなくなりました（12）。

　生体腎移植では、2010 年に生体腎移植後の HAM 症例の報告がありました（13）。その後、ドナーが HTLV-1 陽性者の場合、62.5％に HAM が発症したとの報告もあります。HTLV-1 陽性者の肝臓移植でも HAM や ATL が発症し

ています。現在では、HTLV-1 陽性のドナーの移植を止めるようにアメリカの論文では警鐘をうながしています。

　私の経験では、発症年齢 15 歳以下の若者での発症は患者全体の 4.2%、65 歳以上の高齢での発症は 14.9% で、その他は通常の成人での発症です。輸血による発症は 7.9% で、性交渉による感染は夫婦間での発症を含め 3% です。年間生涯発症率は、症状のないキャリア全体の 0.23% です。

■発症のリスク要因

① 出産後

　なぜ、HAM は男性より女性が多いのかあきらかではありませんが、2005 年に行われた HAM 患者の生活実態調査のアンケート調査では、100 人のうち 82% が出産後に HAM を発症していました。そのうち、第 2 子出産後が多いという傾向がありました。(46, 47)

② EB（エプスタインバー）ウイルス感染症への感染

　HAM では 27% の人で EB ウイルス抗体検査が陽性でした。HAM 患者で EB ウイルス陽性者と陰性者を比べると、EB ウイルス陽性者の進行が早く、治療の効果も低い傾向が見られました。中には、EB ウイルスに感染が先行した後、HAM が発症したケースもあります。

EBウイルスとは、ヘルペスウイルスのひとつです。大部分の日本人は、乳幼児期に感染し、多くは症状が出ないため感染に気付きません。しかし、バーキットリンパ腫など、上咽頭がんの発生と関連があることが明らかになっています。

③ HTLV-1 陽性ドナーからの臓器移植後

　以前は、輸血が原因で HAM を発症する人が 30% もいました。HTLV-1 陽性者から移植した場合も、輸血したのと同様に大量の感染リンパ球が移った可能性がありますが、はっきりしたことはわかっていません。

　ブドウ膜炎のあるなしの影響については、HTLV-1 キャリアでブドウ膜炎がない人と、HAM にブドウ膜炎を合併した人ではウイルス量は変わらず、HAM 発症に影響はないものと考えられます。

■ HAM のメカニズム

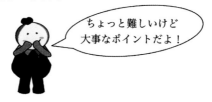

ちょっと難しいけど
大事なポイントだよ！

　ウイルスに感染すると、体の中の細胞障害性Tリンパ球（CTL）やナチュラルキラー細胞（NK 細胞）が感染細胞を攻

撃します。しかし、HAM を含めて HTLV-1 感染者では NK
細胞の活性が弱い傾向がみられます。NK 細胞の働きが不十
分だと、ウイルス側が殺されにくくなります。また抗アポトー
シスタンパク質である Bcl-2 が発現すると、感染細胞が死な
なくなります。そのため、CTL が過剰に反応するので、マク
ロファージから炎症物質が出て、神経組織を攻撃します。

抗アポトーシスタンパク質とは、細胞の自殺（アポ
トーシス）を防ぐ作用を持つタンパク質のことです。
　マクロファージとは、死んだ細胞や体内に侵入した
細菌やウイルスなどを食べるお掃除屋さんであるとも
に、食べた敵の印を免疫細胞の司令官であるヘルパーT
細胞に伝えることでからだを敵から守る役割を担いま
す。白血球の一つです。

　ATL では逆に CTL の機能が低下し、感染細胞を認識で
きず、がん化するため、インターフェロンガンマが低いと
いわれています。HAM とは真逆の反応です。
　一方、HAM の脊髄では、脊髄アストロサイトという
細胞からケモカイン（CXCL10）が多量に分泌されます。
CXCL10 は末梢血の感染細胞や炎症細胞を脊髄内に引き寄
せ、その感染細胞がインターフェロンガンマを産生し、そ
れが脊髄アストロサイトを刺激し、CXCL10 を分泌すると
いうループ構造にあります。こうして炎症が慢性的に続く
ことになります。

HAM が胸髄に病気を生じやすい原因は、胸髄付近のアダムキーウィツ動脈のところに血の流れが停滞しやすい場所があるからともいわれています。

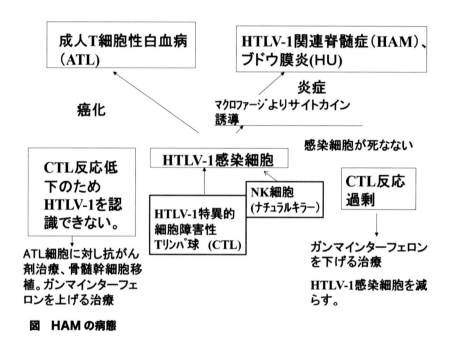

図　HAM の病態

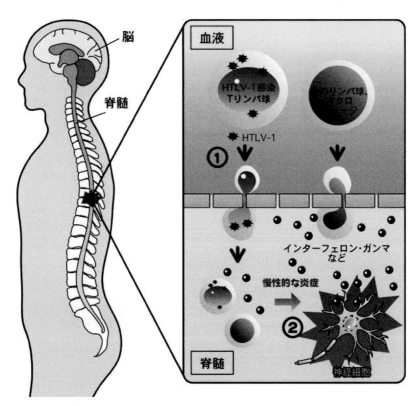

脳

脊髄

血液

HTLV-1感染
Tリンパ球

他のリンパ球、
マクロ
ジ

HTLV-1

①

インターフェロン・ガンマ
など

慢性的な炎症

②

脊髄

神経細胞

図　HTLV-1 と脊髄炎症（HTLV-1 情報ポータルサイトより掲載）

インターフェロンガンマとは、マクロファージの働きを活性化する強力な力を持つサイトカインの一つです。

サイトカインとは、細胞から分泌されるタンパク質で、からだを病気などから守る免疫機能において大切な働きを担います。一方で、病気の原因になることもあります。

アストロサイトとは、脳に多く存在する細胞で、神経細胞に栄養を届けたり、神経細胞の働きを調整したりする役割を担います。

ケモカインとは、白血球の遊走（元いた細胞から別の細胞へ移動させる）を誘導するサイトカインの一つです。

第3章　HAM の症状と診断

HAM の症状
HAM の検査
HAM の診断
HAM の合併症

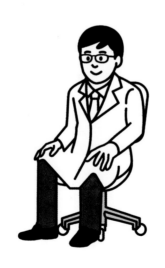

■ HAM の症状

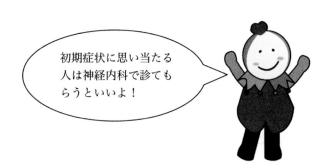

初期症状に思い当たる人は神経内科で診てもらうといいよ！

　初発症状には、大きくわけると「排尿障害」「両下肢の痙性麻痺（手足のツッパリによる運動障害）」「しびれなどの感覚障害」の三つがあり、歩行障害、排尿障害、しびれ感、腰痛、便秘、感覚鈍麻、手指振戦（手のふるえ）の順に多くみられます。一つの症状しか出ない場合もあれば、複数の症状が同時に出る場合もあります。

　HAM 患者の 16% は排尿障害から始まり、約 2 年後に歩行障害を発症する人が多いのですが、自覚症状があまりない人もいます。初期の腰痛は 9% にみられますが、腰痛の原因の精査を必要とします。

　上半身のみ汗が出て、下半身は汗が出ずに皮膚が乾燥するといった夏や暑いときにおこる発汗障害は、脊髄障害の

はじまりです。ひどい人は、首から上しか汗が出ず、夏は「ほてり」でのぼせるといいます。また、冬になると汗が出ない分、上半身がほてった感じになりますが、本人は自覚していない場合が多いようです。

初期症状チェックリスト

- ☐　走れていたのにすぐ転ぶ
- ☐　ひきずって歩く姿を指摘される
- ☐　靴の外側がすれてすぐ壊れる
　　　（内反足のはじまり）

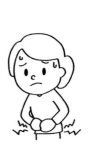

- ☐　膀胱炎（熱なし、頻尿、排尿痛）
　　　を何回も繰り返す
- ☐　高熱を出す腎盂腎炎を繰り返す
- ☐　夜間尿回数が多い（ひどいと1時間毎に起きる）
- ☐　おしっこしたいのに出にくい（尿閉）
- ☐　残尿を感じる

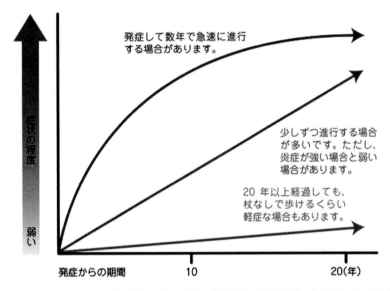

発症して数年で急速に進行
する場合があります。

少しずつ進行する場合
が多いです。ただし、
炎症が強い場合と弱い
場合があります。

20年以上経過しても、
杖なしで歩けるくらい
軽症な場合もあります。

症状の程度

強い

弱い

発症からの期間　　　　10　　　　20(年)

図　HAM発症からの期間と症状の程度（HTLV-1情報ポータルサイトより）

①排尿障害

　排尿障害は、夜間の頻尿に始まり、日中の頻尿（2時間以内の排尿）、残尿、尿失禁などが見られます。頻尿は、少し尿がたまっただけで膀胱が過敏に反応して収縮し、尿がたまらない畜尿障害、尿の排出が弱く残尿が出る排出障害、膀胱収縮はあるものの、尿道括約筋が閉まっていて排尿しづらい膀胱排尿筋－尿道括約筋協調不全があります。

　残尿が多いと、しだいに腹部の圧迫排尿、自己導尿となり、最終的に膀胱ろうの造設を余儀なくされる症例もあり

ます。

　圧迫排尿は、100ml 以上の残尿がある場合は有効ですが、強く膀胱を圧迫し続けると膀胱の壁が外に飛び出し、膀胱憩室となって結石や尿たまりの原因になります。また、尿意がなく尿閉を発症した症例も報告されています。

　女性では頻尿のうち、HAM とは関係なく、子宮後屈という位置異常で膀胱が圧迫され回数が増える場合があるので、婦人科で調べてもらう必要があります。

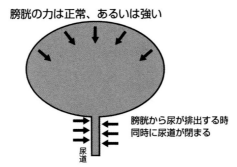

図　膀胱排尿筋—尿道括約筋協調不全

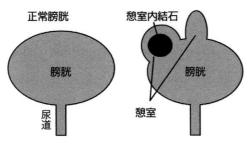

図　正常膀胱と膀胱憩室や憩室内結石の模式図

尿失禁には、尿閉で膀胱に尿がたまりすぎて漏れてくる場合と、骨盤底筋群（尿道括約筋を含む）が緩んで膀胱が落ち込む場合があります。出産後の女性で骨盤底筋群が弱い人は、くしゃみや力んだときに漏れることがあります。

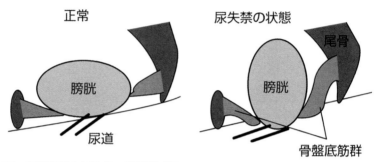

図　正常膀胱と尿失禁の状態模式図

②両足の痙性麻痺（足のツッパリによる運動障害）

　痙性麻痺による痙性歩行は、軽い場合はじめはすり足歩行ですが、そのうち歩くときに膝がカクッと折れる膝おれ歩行になり、転倒の原因になります。

　運動障害度４の場合、腰に手を当てて歩く動揺性歩行が出ます。歩行障害の悪化と筋力低下に伴って、運動しないことによる足の筋肉の萎縮や腰・背骨の横に付いている傍脊柱筋の萎縮を生じることもあります。筋肉量が少なくてもバビンスキー反射やチャドック反射など病的反射がみら

れる一方、胸髄の反射をみる腹壁反射が消えます（99%）。

　ハビンスキー反射とは、足の裏の小指側の外側をか
かとから小指の付け根まで鍵のような先の尖ったもの
でこすると、親指のつま先が背屈し（足の甲側に曲が
り）、他の4本は外側に広がる現象のことです。とり
わけ生後3カ月くらいまでの赤ちゃんにみられる現象
で生後1〜2歳までには自然と消えていきます。
　チャドック反射とは、外果（外側のくるぶし）下を
後ろから前へこすると、親指のつま先が背屈する現象
のことです。
　腹壁反射とは、お腹の皮膚を外側からおへそに向
かってスッとなぞると、腹壁（お腹の内臓が入ってい
る腹腔を取り囲む壁。主に腹壁筋と呼ばれる筋肉ででき
ている）の筋肉が収縮して、へこんだようにみえる
反射の現象のことです。

　特殊な HAM のタイプとして、横断性脊髄炎タイプがあ
りますが、この場合、整形外科的に脊髄を圧迫する病気や
他のウイルス性脊髄炎、女性のシェーグレン症候群、ウイ
ルス性肝炎による肝硬変など、他の痙性麻痺を起こす疾患
を鑑別する必要があります。肝硬変の痙性麻痺は病的反射
がないのが特徴です。

③しびれなどの感覚障害

　感覚障害は、異常知覚、感覚鈍麻が主で、レベルを伴わ
ない感覚障害（75.6%）がみられます。これは HAM に特

徴的で、整形外科の先生が頭をかかえる症状です。早い段階から下肢振動覚低下（足の振動を感じる感覚の低下）がみられます。

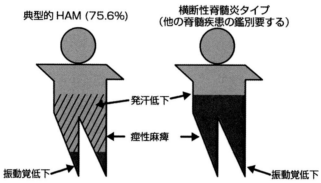

典型的 HAM (75.6%)　横断性脊髄炎タイプ（他の脊髄疾患の鑑別要する）

発汗低下

痙性麻痺

振動覚低下　　振動覚低下

下肢病的反射（バビンスキー・チャドック陽性）
ジンジン感及び感覚障害
排尿障害（頻尿、残尿、尿失禁）便秘
※合併症のあるなしで診療が変わる。

図　HAM の症状

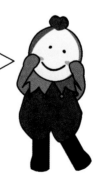

納（おさめ）の運動障害スコア
　歩行障害の進行度合いが数値化されることによって自分の歩行障害がどのくらい進んでいるかがわかります。とても大事なポイントなので知っておくといいよ！

HAM の進行の度合いをみるためには、納（おさめ）の運動障害（重症度）スコア（Osame's motor disability score：OMDS）が用いられます。納の運動障害スコアとは、日本で開発された HAM の、主に足の運動障害を評価する指標です。0点（正常）から 13 点（足の指も動かせない）までの 14 段階があります。

納の運動障害スコア

0:	正常
1:	歩くのが遅い
2:	歩行異常（つまづき、膝のこわばり）
3:	駆け足不能
4:	階段昇降に手すり必要
5:	片手による伝い歩き（一本杖使用など）
6:	片手による伝い歩き不能、両手なら 10m 可能
7:	両手によるつたい歩き 5m 以上 10m 未満
8:	両手によるつたい歩き 5m 以内
9:	両手による伝い歩き不能、四つ這い移動可
10:	四つ這い移動不能、いざり移動可
11:	自力で移動不能、寝返り可
12:	寝返り不能
13:	足の指も動かせない

■ HAM の検査

HAM では、現在の状態、活動性の評価、合併症の有無を検査するために（19）、下記のような検査を行います。

検体	血清及び髄液抗HTLV-1抗体価の定量、末梢血血液像、ＬＤＨ、血清インターロイキン2受容体（IL-2R）、MMP-3（マトリックスメタロプロテアーゼ3）、末梢血HTLV-1プロウイルス量、可能なら髄液HTLV-1プロウイルス量及び髄液CXCL-10、髄液ネオプテリン、髄液IgG、各種膠原病の抗体で特にシェーグレン症候群、橋本病、リウマチに関する抗体検査、リンパ球サブセット（CD4陽性細胞数、CD8陽性細胞数、NK細胞数、CD3dimの有無）など。
画像検査	胸部X線（2方向）、胸部CT、腹部CT、腹部MRI、脊椎MRI、頭部MRI。シェーグレン症候群が疑われる場合MRシアログラフィーなど。
生理検査	脊髄の感覚障害確認や特に末梢神経障害が疑われる場合、筋電図。CVRR％（自律神経機能検査の一つ）。

①検体

　通常、HAM は抗 HTLV-1 の抗体検査で高い値を示します。一般的に治療によって抗体値が変化することはありませんが、ATL 化してくると抗体値が急に減少する現象がみられます。そのため、抗体検査を行うことには意義があります。

②画像検査

　頭部 MRI では、大脳深部白質病変が 55% と多くみられ

ます。白質病変の有無と認知障害とは関係がありません。慢性期では胸髄萎縮を、炎症が強い場合では脊髄腫脹（腫れ）がみられることがあります。

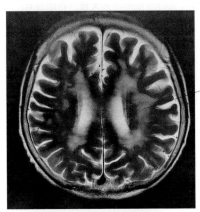

図　HAM の大脳深部白質病変

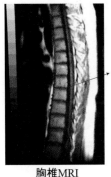

胸椎MRI

慢性だと通常、脊髄は
萎縮する。
＊急速型では初期に脊
髄が腫れる人がいる.

脊髄
萎縮

図　HAM の脊髄萎縮

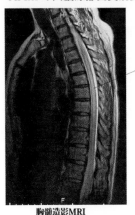

胸髄造影MRI

第2胸髄―第
11胸髄まで
腫脹

図　HAM の脊髄腫脹

胸部 CT では、自覚症状が乏しくても、慢性気管支炎や気管支拡張症がみられやすく（21）、重症だと間質性肺炎が確認できることがあります。

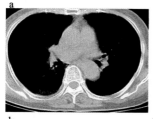

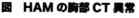

自覚症状乏しい
a: 時に乾性咳嗽（慢性気管支炎）
b:　時に痰
c.　なし（気管支拡張症）

2015年Taylor ら
HTLV-1が原因不明の気管支拡張症と関連していることを報告

図　HAM の胸部 CT 異常

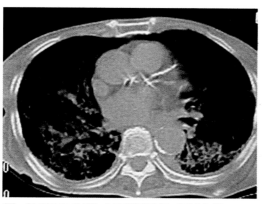

図　HAM に合併した間質性肺炎（重症）像

腹部 CT や腹部 MRI では、排尿障害に関する膀胱壁の厚
さ、膀胱の変形の有無、膀胱内肉柱形成の有無、膀胱憩室
の有無、傍脊柱筋の萎縮程度をチェックします。
　自己導尿が必要になるのは肉柱形成、膀胱壁肥厚、膀胱
憩室がある場合です。膀胱の収縮が弱いと残尿になり、特
に憩室があるとそこに尿がたまって、全部排尿したつもり
でも憩室からこぼれてきたり、憩室内にとどまったりして
慢性膀胱炎の原因になります。

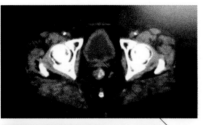

水腎症
（残尿が悪化すると）

肉柱

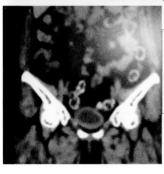

膀胱拡張
膀胱壁肥厚
肉注形成
膀胱憩室（外に袋がで
きる）だと
残尿が憩室にたまる。

内服コントロール不能
自己導尿
＊自己導尿回数がおおければ,
ナイトバルーン装着（泌尿器科支給）

図　HAM の腹部 CT

肉柱　尿たまり

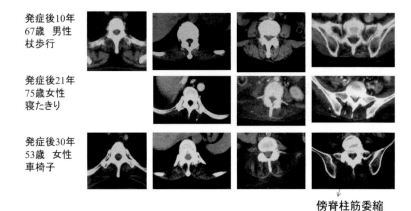

図　HAM の膀胱 MRI

発症後10年
67歳　男性
杖歩行

発症後21年
75歳女性
寝たきり

発症後30年
53歳　女性
車椅子

傍脊柱筋委縮

図　HAM の腹部 CT

発症後2年

発症後9年

発症後18年

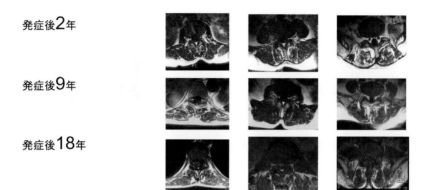

図　HAM 発症年数による MRI（T1WI）の比較

③生理検査

　電気生理検査では、傍脊柱筋針筋電図で脱神経所見を、下肢 SEP（体性感覚誘発電位）で中枢神経伝導速度遅延を認める他、下肢 SSR（交感神経皮膚反応）の消失も認められます。

　髄液抗 HTLV-1 抗体値（PA 法）が 2 倍から 8 倍以下のグループが存在し、1024 倍以上の値の高いグループと比べて、発症年齢が遅いかやや運動障害が軽い、排尿障害の出現率が低い、血清 IgG が低い、髄液ネオプテリン値が低いという特徴があります。また、値の高いグループには、急速に進行する患者さんが多くみられます。

■ HAM の診断

　HAM の診断には、HAM 診療マニュアルにある診断基準が用いられます。

HTLV-1 関連脊髄症（HAM）の診断基準（HAM 診療マニュアル第2版から）

a）主要事項　下記の1-3をすべて満たすものをHAMと診断する。
 1.両下肢の痙性麻痺
 2.抗HTLV-1抗体が血清・髄液で陽性
 3.他の脊髄疾患を除外できる
 　（遺伝性痙性脊髄麻痺、他の脊髄炎、圧迫性脊髄障害、脊髄腫瘍,多発
 　性硬化症、視神経脊髄炎、亜急性連合性脊髄変性症、脊髄小脳変性症、
 　スモンなど）

b）診断の参考となる事項
・通常、緩徐進行性の経過をとるが、数週間から数カ月で急速に進行する
　例がある。
・感覚障害は軽度で、しびれ感や痛みなど自覚的州症状が主体となる。
・膀胱直腸障害をしばしば伴い、初発症状のこともある
　（排尿障害初発15.6％）。
・下半身の発汗障害、インポテンツなどの自律神経障害をしばしば伴う。
・神経症状・徴候は対称性で、左右差はあっても軽度にとどまる。
・上肢の障害は通常見られないか軽微にとどまるが、しばしば深部腱反射は
　亢進し、病的反射（バビンスキー・チャドック反射）が陽性である。

　これらをまとめると、血清・髄液抗 HTLV-1 抗体が陽性で、両下肢痙性麻痺（足のツッパリ感による運動障害）、排尿・排便障害があり、バビンスキー反射、チャドック反射といった病的反射が陽性で、他の脊髄疾患を除外できるものを HAM と診断します。

筋力低下は、太ももを上にあげる腸腰筋や膝を後ろに曲げるハムストリング（半膜様筋・半腱様筋）の筋力低下が先に起こります。

　足の変形である内反尖足（ないはんせんそく）は、足のツッパリで足を外返しする前脛骨筋（ぜんけいこつきん）の筋力低下とアキレス腱が硬くなり、足が背屈できなくなるために生じます。内反尖足は程度に応じて1度から4度まであり、4度では足先が完全に交差します。

　姿勢の異常として、腰椎が前彎傾向になったり、側弯が出たりします。腰椎前彎（ようついぜんわん）のケースでは、ステロイドを少量点滴することで、真っ直ぐになった人がいます。

　足にきれいな丘状の発赤皮疹が出る人がいますが、季節に応じて自然に消えます。もし、消えない場合はATLの発疹を疑わなくてはなりません。

背屈（伸展）

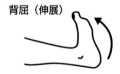

底屈（屈曲）

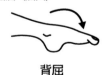

背屈

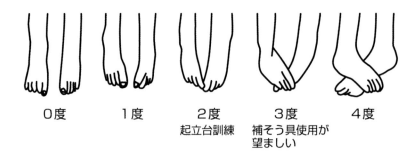

0度　　　1度　　　2度　　　3度　　　4度

　　　　　　　　起立台訓練　補そう具使用が
　　　　　　　　　　　　　　　望ましい

内反尖足

図　内反尖足の程度（1 〜 4 度、足のツッパリが強くなると 4 度）

　自律神経障害として、頑固な便秘、男性ではインポテンツ、皮膚乾燥、下半身の汗が出づらくなる症状（脊髄レベルの発汗低下）がよくみられます。皮膚乾燥が強いと、魚鱗癬様（ぎょりんせんよう）の皮膚症状がみられることもあります。

　発汗障害は自分の手で汗が出ているか触って確認できます。HAM の発汗障害の場合、上半身（胸から上）に汗をかき、それより下はさらさらしています。また、冬だと汗が出る部位は、ほてるように温かく感じ、汗の出ない部位は冷たく感じます。実際に、サーモグラフィーという機械で運動後の皮膚温度を調べると、汗が出ないところは赤いままを示します（14）。下肢の皮膚温が正常より低く、冷水負荷サーモグラフィーをすると、交感神経機能障害で皮膚温の回復が悪いことがわかります 。

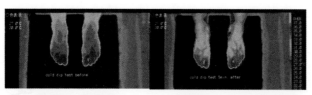

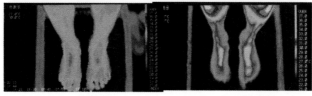

健常者　負荷前	健常者　冷水負荷後5分
HAM　負荷前	HAM　冷水負荷後15分

1989年6月30日~7月1日第6回日本サーモロジー学会、大会長　井形昭弘
松崎敏男、厚地弘子、山中英賢、吉田義弘、納光弘、若宮純司、井形昭弘.
HAMにおける自律神経機能障害のThermographic Approach

図　HAM患者は冷水負荷後の皮膚温度回復が不良である

　脊髄症状以外では、小脳症状（12%）、パーキンソニズム（1.7%）、筋萎縮性側索硬化症様症状（0.9%）（16、17）、頚髄病変（0.4%）、末神経障害を伴うHAMの報告もあります（18）。

　私の経験では、慢性に経過するHAM患者の中で、2年間のうちに2段階以上運動障害度が悪化するグループ（急速進行群）が3.4%にみられました。急速進行群は緩やかに進行するグループ（緩徐進行群）と比較すると運動障害度7（伝い歩き不能）以上の重症例が多く、足のツッパリ感が強いようです。急速進行群は髄液抗HTLV-1抗体値

（PA法）や髄液ネオプテリン値、髄液CXCL10が高いという特徴があります。

■ HAM の合併症

　HAM の合併症には、Tリンパ球性肺胞症を含む肺疾患（26）、関節症、筋疾患、脳血管障害（脳梗塞、脳出血）、糖尿病、膠原病があります。

　膠原病ではシェーグレン症候群、多発筋炎、関節リウマチ（2.3%）、橋本病、低頻度ですが、SLE、IgA腎症、封入体筋炎があります。

　肺疾患は、HTLV-1キャリアにとってもリスクの高い病気です（27）。また、ブドウ膜炎に関しては、HTLV-1関連ブドウ膜炎以外にシェーグレン症候群に伴うブドウ膜炎があります。ATL が 3.1% みられ、そのうち 1.7% がリンパ腫型 ATL です。

表　777例 HAMの主な合併症（2022/11/7）

疾患	例数	%	疾患	例数	%
肺病変	66	8.5%	シェーグレン症候群	71	9.1%
糖尿病	57	7.3%	慢性関節リウマチ	18	2.3%
関節症	37	4.8%	橋本氏病	6	0.8%
血管障害	108	13.9%	SLE	3	0.4%
脳梗塞	87	11.2%	脊柱靭帯骨化症	22	2.8%
脳出血	8	1.0%	後縦靭帯骨化症	13	1.7%
深部静脈血栓	8	1.0%	ぶどう膜炎	21	2.7%
肺梗塞	3	0.4%	ATL	24	3.1%
筋炎	23	3.0%	ATLL	13	1.7%
末梢神経障害	9	1.3%	IgA腎症	5	0.7%
			偽性副甲状腺機能低下症	2	0.2%
稀な合併症					
サルコイドーシス	1	0.1%	CREST症候群	1	0.1%
ベーチェット病	1	0.1%	バセドウ病	1	0.1%
悪性関節リウマチ	1	0.1%	封入体筋炎	2	0.2%

　ブドウ膜炎については、女性でバセドウ病など甲状腺機能亢進症を持っている人は、抗甲状腺剤を使った後、再発しやすいという注意点があります。

　HAM に合併したシェーグレン症候群は、完全型（診断要素がすべて揃う）は少なく、不完全型が多くみられます。シェーグレン症候群の診断は、手足のしびれ、関節痛、ドライアイ、ドライマウス、皮膚乾燥の症状とガムテスト（唾液）で、唾液 10ml 未満の低下、シルマーテスト（涙液低

下)、唾液腺造影や MRI 造影を使ったシアログラフィーでリンゴの木（アップルツリー）サイン陽性、口唇生検による導管周囲のリンパ球浸潤陽性で判断します。

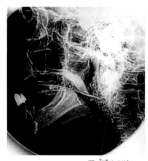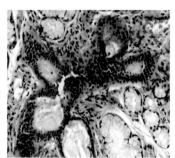

A:唾液腺造影　アップルツリー
　　　　　　　サイン
（現在はMRIでシアログラフィーとる）

導管周囲にリンパ球浸潤
B:唾液腺生検

図　シェーグレン症候群の所見

　完全型シェーグレン症候群の場合は、足以外に手・腕のしびれや関節痛を伴います。シェーグレン症候群は、長電話すると唾液の出が悪くなるので、途中で話しづらくなります。歯科医院で販売している口腔用のうがい液マウスリンス（ConCool）は唾液分泌を促してくれます。シェーグレン症候群の診断検査にはガムテストがありますが、ガムをかむことも唾液分泌を促します。涙が出なくなるので、ドライアイ用でヒアルロン酸（ヒアレイン、ジクアスなど）入りの目薬を使用するとよいでしょう。

HAM 自体の感覚障害以外に、HAM に伴う末梢神経障害がみられます（23）。

　ATL 自体が脊髄神経に浸潤したケースもあります。

第4章　HAMの治療

HAM の治療法
各症状に対する対症療法

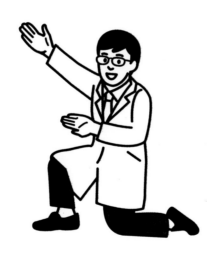

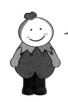

現場の先生ならではの
治療法が詳しく書いてあるよ!

【HAM の基本的な治療のポイント】
1) 基本は、神経系を襲う炎症を抑える
2) HTLV-1 プロウイルス（感染細胞）量を減らす
3) 合併症の治療を同時に行う
4) 一時的にも HAM を悪化させるような別の感染症の治療をする
5) 進行を止める対症療法をする（筋力増強、痙性（ツッパリ感）をとること、しびれ・痛みをとること、足の変形の治療をすること）など

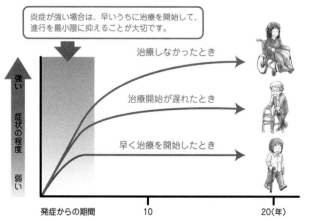

図　HAM の治療と病状（HTLV-1 情報ポータルサイトより）

治療の大まかな流れ

急速進行期 （運動障害度が2年で3段階 進行したケース）	慢性期	
	炎症が強いケース	通常のケース
・ステロイドパルス療法 　（メチルプレドニン 1 g 1日3回） ・ステロイドミニパルス 　（メチルプレドニン500mg） 　↓ プレドニン減量し、プレドニン 5-10mg維持 1)　＋ラクチバシラスカゼイシロ 　タ株乳飲料800億個（あるいは 　1000億個 2)　＋ビタミンC　1.5-2.0g 3)　＋エリスロマイシン600mg 　（肺障害含む感染症を再発する 　ケース,高齢者） 4)　＋サラゾピリン500-1000mg 　（関節症）	髄液HTLV-1抗体1024倍以上 髄液ネオプテリン高値HTLV-1プロ ウイルス量高値 　↓ ・ステロイド療法 ・インターフェロンα300万 28日＋ステロイド5-10mg	・INFα＋ステロイド内服 ・ステロイド内服＋ビタミンC ・エリスロマイシン 600mg ・サラゾピリン＋ビタミンC ・タクロリムス 　（感染症、ATL、腎障害がな 　い、6カ月1クール） ・ラクチバシラスカゼイシロタ 　株乳飲料800億個会あるいは1000 　億個 ・ミノマイシン（MMP高値例） ・アリナミン300mg 内服 ・感染症の治療 ・排尿障害の対症療法

[リハビリテーション]
　　下肢リハビリ以外に体幹・骨盤筋のリハビリを！　ツイストが有効

■ HAM の治療法

①　ステロイド療法

　初期治療として、特に急速に進行するグループ（急速進行群）に対しては、メチルプレドニゾロンによるステロイドパルス療法（1g3 日間点滴）を行った後、経口ステロイド剤による維持療法が行われます。

急速進行群でなくても、炎症症状が強い場合はステロイドパルス療法が行われます。年齢に応じて、ステロイドミニパルス（メチルプレドニゾロン 500 mg 3 日点滴）を行います。

　外来で治療する場合のステロイド使用方法は、1 回メチルプレドニゾロン 500 mg を点滴した後、ステロイド剤 5 mg ～ 10mg を内服し、量を決めていきます。通常は 5mg ～ 7.5 mg ですが、症状が軽い人は 5mg の 1 日置きの内服も可能です。

　ステロイド療法には、炎症を抑える作用だけでなく、HTLV-1 プロウイルス（感染細胞）量を減らす効果もあります。慢性期の症例に対しては、経口ステロイド剤の少量持続療法があり、病状に合わせて、隔日 5mg の内服から連日 10mg 内服があります（32）。

【実際のステロイド点滴の方法】
1）急速進行タイプや、通常 HAM の初回治療、症状が再発した場合
　　ステロイドパルス：たとえばソロメドロール 1 g ＋生食 200ml 点滴を 3 日間。
2）通常 HAM の場合
　　ステロイドミニパルス：ソルメドロール 500mg ＋生食 100ml 点滴 3 日間。

3) 軽症 HAM の場合

　　ステロイドミニパルス：ソルメドロール 125mg ＋ 生食
　　100ml 点滴 3 日。染症が心配なときは、同時に抗生剤
　　の点滴をすることがあります。

　長期に経過をみた患者さんで、病状が悪化したときのみ
ステロイド療法をすることで病状が改善したケースがあり
ます。病状が悪化したときに検査をすると HTLV-1 プロウ
イルス（感染細胞）量が増加していましたが、ステロイド
療法後、ウイルス量は下がりました。ただし、全例が有効
というわけではなく、20% の人は無効でした。

【ステロイド使用時の注意点】
　うつ病のある人には、うつを悪化させることがあるので
使用できません。糖尿病の場合、ステロイド使用量が多い
と糖尿病を悪化させるので注意を要しますが、インシュリ
ン療法でコントロールできている人は使用が可能です。
　骨粗しょう症のある人では、同時に月 1 で使用できるビ
スフォスネート剤を服用してください。ステロイド内服中
でもビスフォスフォネート製剤を飲んでいれば、腰椎の骨
密度は下がりません。ただし、抜歯の治療をするときには
ビタミンD製剤に変更しなければなりません。
　点滴後、治療でステロイド剤を使用する場合、朝の内服

ですが、1日20mgを超えないようにすることが大事です。普通の状態で、副腎が20mgの量を製造しているので、量を超えると副腎からステロイドが出なくなります。また、プレドニゾロンが使用されることが多いですが、プレドニゾロンが合わない場合は、鉱質コルチコイドのコートリルへ変更します。

　ステロイドが副作用で使用できない場合は、甘草成分が入っている漢方である芍薬甘草湯が代用されます。甘草には内在性のステロイドを増やしてくれる作用があります。

②　天然型インターフェロン－α製剤（スミフェロン®）

　これは、HAMに対する唯一の健康保険適応のある薬剤です。肺合併症、網膜症、うつ病がない場合には、天然型インターフェロン－α製剤（スミフェロン®）が使われます。

　使用方法は、インターフェロン－α 300万単位を30日間連日筋肉注射し、以後週1回投与します。減量後に、治療を再開するといったん減少したHTLV-1プロウイルス（感染細胞）量が再び増加することがあるので、そのような症例に対しては後療法として少量の経口ステロイド剤（5～10mg／日）を併用します。インターフェロン－αにはHTLV-1プロウイルス（感染細胞）量を減らす効果があります。

また、HAM の原因となる、活性化し過ぎた T 細胞を減少させる効果や炎症物質であるケモカインレセプターの一種である CXCR3 を減少させる効果があります（33）。

　15 年程の長期にわたる週 1 の注射で、日常生活を維持できたケースがあります。注射後、熱が出ることがありますが自然に解熱します。熱は高くても 38 度程度で、解熱剤で下げることができます。欠点は自己注射が認められていないため、外来で筋肉注射を受けるしかないことです。入院の場合は、週 3 回を目安に筋肉注射してもらうのがおすすめです。肺合併症の人に使用すると、インターフェロンが肺胞にくっつき、逆に害をおよぼすので注意が必要です。

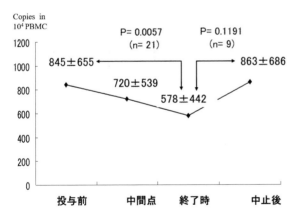

図　インターフェロン - α 投与（300 万 U、21 ～ 31 回）による HTLV-1 プロウイルス（感染細胞）の量

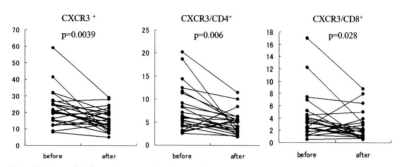

図 IFN-α投与によるT細胞サブセットの変化。炎症と関係のある
CXCR3+T細胞数はIFN-α治療にて有意に減少した

③ ミノサイクリン（商品名ミノマイシン）療法

　ミノサイクリンには、HAM の感染細胞に対しウイルス
量を減少させたり（35）、感染細胞の浸潤を防いだりする
効果があります（36）。膀胱炎、肺炎の予防以外に、足の
痙性（ツッパリ感）を改善させます。ミノサイクリンを1
日 200mg 服薬し、HAM のツッパリ感を取ります。ツッパ
リ感が和らいできたら、中止するか減量するとよいです。

　副作用は、自己免疫性肝炎、血液障害急性腎障害、間質
性腎炎などがあらわれることがあるので、定期的に検査を
行うなど観察を十分に行うことが大切です。肝機能障害が
強い人は使えないので、事前に肝機能検査をして安全性を
確かめる必要があります。

④ エリスロマイシン療法

　通常、慢性気管支炎によく使われる抗生剤で、慢性気管支炎を合併した HAM に有効です。炎症細胞である CD8 陽性細胞を減少させる効果もあります。エリスロマイシンは 1 日 600mg 内服し、長期投与で足のツッパリ感を改善させますが、ウイルス量の変化は少ないです。エリスロマイシン療法を使用したケースの経過表を紹介します。

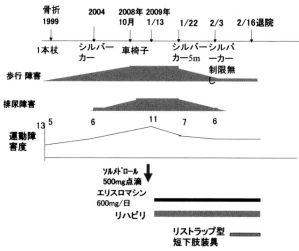

図　HAM に対するエリスロマイシン療法の経過例

⑤ サラゾスルファピリジン（商品名サラゾピリン）

　通常は、潰瘍性大腸炎の治療薬ですが、HAM に伴う関

節症に使用し、効果があります。HAM においては、炎症物質である髄液ネオプテリンを減少させる効果があり、足のツッパリ感を改善させます。胃炎を起こす場合があるので、胃薬と一緒に服用するとよいです。

⑥　乳酸カゼイン菌シロタ株飲料（LcS）の大量摂取（31、32）

　一般的に LcS は、腸内菌のバランスを変え、有害な菌が増えるのを抑え、食物の消化を促すことで、からだを守る力を強くすることが知られています。また、単純ヘルペスウイルスやインフルエンザウイルスが増えるのを抑制したり、消化器系の術後や整形外科的術後の回復を促進したりすることが報告されています。

　HAM では、がん細胞やウイルスに感染した細胞などをやっつける NK 活性が低い人が多いことから、臨床試験で LcS を 800 億個 1 カ月飲用してもらったところ、足の痙性スコアや排尿障害が改善し、ステロイド投与に関係なく、NK 活性が増加しました。中には HTLV-1 ウイルス量が減少した症例もありました。

　LcS が NK 細胞や細胞障害性 T 細胞（NK 細胞と同様にがん細胞やウイルスに感染した細胞を攻撃する）を活性化することで、症状の改善がみられたと考えられます（37、38）。術後の足のツッパリ感を抑えるにも、副作用がなく有効です。

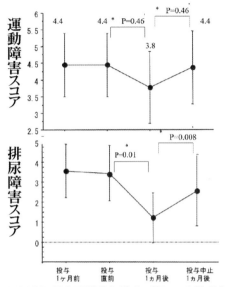

図　HAM に対する乳酸カゼイン菌シロタ株 800 億個飲用効果

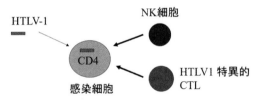

HAMの83%でNK活性が低い.

(Osame et al.神経進歩 31,735-738,1987)
(Yu F,Itoyama Y　et al.J Neuroimmunology 33:121-8,1991)

Case1：45歳女　ヤクルト400飲用後、便秘改善、痙性が取れ、杖なし歩行
(運動障害度5→3)となり、夜間自己導尿が不要となった。

Case2：55歳女　ギャバロン4T/日服用も飲まないと四肢,体幹のジンジン
感疼痛 痙性が強かったが、飲用後ギャバロンを飲まないでもジン
ジン感、疼痛、痙性の緩和がみられた。

図　HAM 患者に乳酸カゼイン菌シロタ株 400 を使用した背景

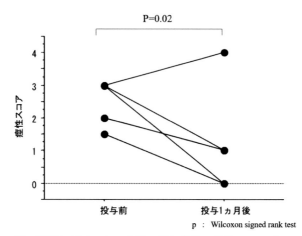

P=0.02

p : Wilcoxon signed rank test

図　乳酸カゼインシロタ株の投与前後の痙性スコア（MRS）

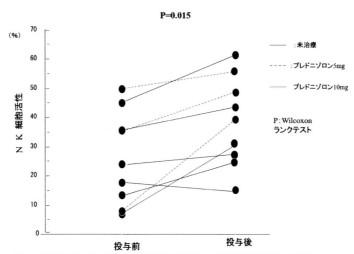

P=0.015

P : Wilcoxon
ランクテスト

図　乳酸カゼイン菌シロタ株投与前後の NK 細胞活性の変化

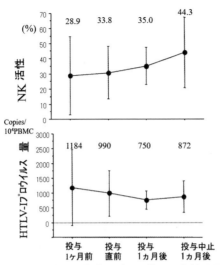

図　HAM に対する乳酸カゼイン菌シロタ株 800 億個飲用効果

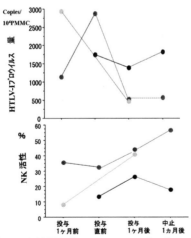

**図　乳酸カゼイン菌シロタ株投与後、HTLV-1 プロウイルス（感染細胞）量が
減少した症例**

LcS 800 億個を飲んだ別の患者さんの実体験を紹介します。HAM にシェーグレン症候群を合併した人ですが、末梢神経障害の手足のしびれ・痛みが強く、自分で身体を起こせなかった人がツッパリ感の軽減としびれ・痛みの軽減で身体を起こせるようになりました。また、杖歩行から車いす利用者になりそうな状態から、歩行が改善し杖をつきながらも前後に歩けるようになった人もいました。

　LcS 試験では、クロスオーバーテスト（飲用を先にして 1 カ月止めた場合と、1 カ月観察期間をおいて 1 カ月飲用してもらう）で飲用 1 カ月後に中止すると、効能が元の状態に戻ってしまうことを確認しています。NK 活性は飲用を 1 カ月止めた後でも上昇していました。ケースによってはウイルス量が減少していました。副作用がないので、長期にわたり使用できるサプリメントです。

⑦　ビタミン C 大量療法（1.5g 〜 3g/ 日）(39)

　アスコルビン酸とも呼ばれるビタミン C ですが、アスコルビン酸の量で治療効果が違います。通常では、アスコルビン酸 1.5 〜 3g を服用すると、HAM の痙性麻痺に効果が出ます。症例によっては、ウイルス量が 40 ％程度減少していました。ただし、毎日、3g 飲むと好中球が減少するので、2g 超える場合は 5 日間服薬したら 2 日間休むようにします。

好中球とは白血球の一種で、からだの中に侵入
してきた細菌やウイルスをどんどん食べることで
からだを守る役割をします

⑧ プロスルチアミン大量療法 (40)

プロスルチアミンは HTLV-1 感染細胞に対し、アポトー
シス（細胞の自殺死）を誘導します。1 日 300mg で排尿
障害の改善（泌尿器で評価）、足の痙性（ツッパリ感）の
改善に有効でした。病期が 20 年以上の車いす使用の患者
さんにも有効でした。

現在、これに相当する薬剤はアリナミンになります。臨
床試験と同等の使用量は 1 日 9 粒必要になります。

⑨ タクロリムス（商品名プログラフ）

関節リウマチの治療薬として知られています。通常は、
移植後の免疫抑制剤として使用される他、重症筋無力症、
潰瘍性大腸炎、多発性筋炎にともなう間質性肺炎にも使わ
れます。

タクロリムスの臨床試験は、リウマチを合併した HAM
患者さんを含め 6 人に行い、6 カ月間 1 日 3mg を服薬し
てもらいました。リウマチのある人はリウマチ症状改善と
ともに、HTLV-1 ウイルス量が低下し足の痙性も改善しま

した。1例に、途中で帯状疱疹が出ましたが、その後、経過をみると、全例とも症状の改善がありました。使用する際は、6カ月服薬したら最低1～2カ月の休薬が必要です。また、腎機能検査（血清尿素窒素、クレアチニン）と血中タクロリムス濃度の測定が必要になります。服用中は血糖値が上がる傾向があるので、糖尿病の人に使うときは注意を要します。

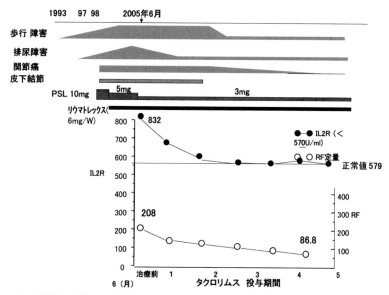

図　HAM／リウマチに対するタクロリムス使用例

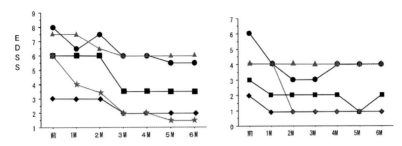

図 タクロリムス 3mg 投与 6 カ月間の EDSS と膀胱機能 FS

⑩ 抗 IL-6 抗体療法（商品名アクティムラ注射）

　HAM に合併したリウマチで、リウマチ症状が進行した場合に使われます。実際に治療を受けた患者さんの例では、リウマチの痛みの改善とともに、HAM の運動機能の改善を認めウイルス量も減少しました。ただし、使用中は、定期的に胸部 X 線、胸部 CT で肺の状態をチェックする必要があります。また、間質性肺炎を持っている患者さんには使えません。

　現在、HTLV-1 陽性関節リウマチの低分子治療薬については、薬の有効性から抗 IL-6 抗体療法が推奨されています。HTLV-1 陽性関節リウマチの手引きが公開されていて、ホームページ（※）で冊子をみることができますのでご覧ください。

※ 日本リウマチ学会 ホームページ

https://www.ryumachi-jp.com/publish/guide/

⑪　緑茶カプセル

　緑茶には、カテキン（ポリフェノール）が多く含まれますが、緑茶カプセルはそれを濃縮したものです。HTLV-1キャリアの人を対象に、緑茶を含むカプセルを1日9粒（1日10杯分）を5カ月間服用してもらった41人と、服用しなかった42人の、HTLV-1プロウイルス（感染細胞）量の比較を行った臨床試験があります。緑茶カプセルを服用したグループでは、HTLV-1プロウイルス量が28%減少しました。

⑫　免疫を高める食材

　免疫を高める食材には、ねばねば成分を持ったものと匂いの強いものがあります。ねばねば食材は、モズク、アカモクが代表で、その食材に含まれるフコイダンには感染細胞から感染していない細胞にうつるのを防ぐ作用があります。フコイダンを内服した例では、HTLV-1ウイルス量を40%減らしたともいわれています。

　匂いの強いものの代表はニンニクで、この中にアリシンという物質が含まれていて、HTLV-1ウイルス感染細胞が浸潤する（広がっていく）のを防ぐ効果があります。ただし、アリシンは熱に弱いので、漬物など生のまま食べるのがよいと思われます。

他に免疫を高める食材はしいたけ、アガリクスといったキノコ類があります。

■各症状に対する対症療法

① 足の痙性（ツッパリ感）

足の痙性を改善するには、筋弛緩剤を併用しながらリハビリテーションを行います。筋弛緩剤には、程度に応じてミオナール、テルネリン、ギャバロン、ダントリウムなどがあります。個人によって、薬が効きすぎて脱力やめまいがすることがあるので、薬の量は少しずつ増やしていきます。合わない場合はすぐに変更することが大切です。

腹部に薬を注入するポンプを埋め込む手術をともなうバクロフェン髄注療法がありますが、体をひねるとチューブが外れるため、ひねる動作はできないという制限があります。

バクロフェン髄注療法とは、ツッパリ感をやわらげるために使われていた飲み薬を脊髄に直接注入することで、薬の効果を高めて、眠くなるという薬の副作用を軽減した治療法です。

動作に制限がないのがボトックス筋注療法です。薄めた注射用ボツリヌス毒素を筋電図で確かめながら、異常収縮

している筋肉に注射します。ただし3カ月で効能はなくなります。2回の注射で、ツッパリ感が強いために階段が上がりにくいという人が、スムーズに階段が上がれるようになりました。また、足が内転してしまう人が、膝のこすれがなくなりました。

　意識していないのに足の筋肉がぴくぴく動くクローヌスという反射がある場合は、リボトリール（抗てんかん薬）の少量投与0.5㎎が足の痙攣を抑えてくれます。副作用として眠気が起こります。

　抗てんかん薬のバルプロ酸（デパケン）にも筋弛緩作用があります。ただし、長期間使うとプロウイルス（感染細胞）量が増加するため、定期的にウイルス量チェックを要します。

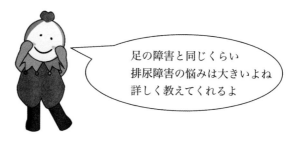

足の障害と同じくらい
排尿障害の悩みは大きいよね
詳しく教えてくれるよ

②　排尿障害

　泌尿器科で、膀胱内圧を測定するシストメトリー検査をしてもらい、どのタイプの排尿障害かを確認してから治療

を開始します。シストメトリーを受けた後は、抗性剤を3日飲んで、膀胱炎の予防をすることを忘れないようにしてください。

【排尿障害のタイプに応じた対処法】
1）少し尿が溜まるとすぐ出てしまう、漏れるといった蓄尿障害の場合

　　膀胱の収縮を抑えて膀胱容量を増やす、ベシケア、バップフォー、ベタニスなどの薬を使用するほか、ボトックスの膀胱筋注療法があります。
2）おしっこが溜まりっぱなしの排出障害

　　膀胱収縮剤として、抗コリンエステラーゼ阻害剤（ウブレチドなど）が使用されます。副作用として徐脈（脈が遅くなる不整脈）や下痢が出る場合があります。
3）排尿筋の収縮が正常または強いにもかかわらず、排尿時に出口の尿道が開かないといった膀胱排尿筋−尿道括約筋協調不全の場合

　　α−ブロッカー（エブランチルなど）＋抗コリンエステラーゼ阻害剤ベタニスを使います。エブランチルは硬くしまった尿道括約筋を弛緩させる作用があります。血圧が下がりやすいので、低血圧の人の使用は要注意です。一時的に残尿をなくす方法に、圧迫排尿がありますが、残尿が100cc以下の場合に限ります。お

なかの圧迫が強いと膀胱に憩室という袋を外につくってしまう原因になります。

　頻尿に対して、漢方では八味地黄丸が使われます。内服でコントロールができない場合は、水腎症予防のため、早期に自己導尿することを勧めます。自己導尿が困難になった場合は、膀胱ろう造設という選択もありえます。膀胱ろうにすると２週間に１回のチューブ交換が必要になります。
　痛みや高熱の症状が出た場合、膀胱炎や腎盂腎炎などの感染症を疑わなければなりません。これは細菌が原因なので、早期に抗生剤治療を受ける必要があります。このような症状があると、一見 HAM が悪化したように思いますが、感染症さえ治ればもとの状態に戻ります。ただし、そのまま放置しておくと悪化するので注意しましょう。

【自己導尿について】
　残尿が多くなってきた場合や、内服でコントロールできない場合は、自己導尿をおすすめします。初めて自己導尿を行うときは、泌尿器科で指導を受けて下さい。清潔に導尿ができないと感染症の原因になります。できれば、手袋使用が望ましいです。尿道口を傷つけないよう、カテーテルにグリセリンをつけて使用します。残尿がなくなるまで

しっかりと出し切ることが大事です。導尿後はカテーテルを水洗いをしてから保管して下さい。

　自己導尿器具は、内科で取り寄せると選べる種類が限られるので、泌尿器科で選択してください。自己導尿器具は、主に3つの種類があります。

1）通常タイプ：長めのものから、折り畳み式があります。
2）外出時の使い捨て用導尿器具：スピーディカテーテル
3）ナイトバルーン：夜間のみ持続導尿

　　このバルーンカテーテルは夜だけでなく昼間の外出時にも使われます。自己導尿とメリット、デメリットを比較して選択することになります。カテーテルを常時入れている状態（持続導尿）で尿パックだけの交換になります。持続導尿時は尿パックの色に注意してください。紫色になったら、パープルバッグという大腸菌感染症が疑われます。この場合、自宅でも病棟でもすぐ交換して下さい。放置してしまうと逆流して大腸菌が原因の膀胱炎になります。また、濃い黄色になったら、血尿が混じっていることが考えられます。

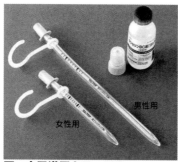
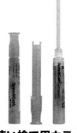

図　自己導尿カテーテル　　　　　　**使い捨て用カテーテル**

男性用

女性用

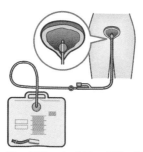

図　バルーンカテーテル（ナイトバルーン）

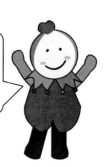

なぜ自己導尿が大事なのかがわかるよ！
膀胱に溜まったおしっこが残ってしまう
と細菌が増殖してしまうから導尿するこ
とで膀胱の中をきれいにするんだよ

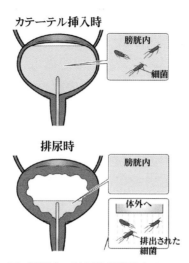

カテーテル挿入時

膀胱内

細菌

排尿時

膀胱内

体外へ

排出された
細菌

図　膀胱内では細菌が増殖する

③　慢性便秘

　HAM では、自律神経障害によって慢性便秘が起こります。便秘になると腹圧がかからないため、排尿障害の原因になります。また、腸閉塞や嘔吐による肺炎の原因にもなります。

【慢性便秘に効く薬や食べ物リスト】
1）腸を動かすぜん動運動亢進薬
2）下剤（作用部位によりさまざま）
3）乳酸菌
4）酪酸菌（ミヤBM）

5）ごぼう茶、アロエなど繊維食

6）エンドウ豆などの豆類

7）麻子仁丸やアローゼンといった漢方

8）リンゼスのような小腸から分泌物を促して排泄させる薬

④　感覚障害（特に異常知覚）

　異常知覚（しびれ）にはいろいろ表現があり、針でさされるチクチク感、ビリビリ走る感じ、正座して立ち上がったときの感じなどです。また、感覚鈍麻の場合は、裸足で歩くとふわふわした感じ、裸足なのに皮1枚かぶった感じなどで表現されます。

　足が冷えるという訴えには2種類あり、触って本当に冷たくて冷えていると感じる場合と、ほてって足が冷えていると感じる場合があります。本当に足が冷えている場合は保温します。冷えがある人は、ワセリン塗布で軽くなる場合があります。ワセリンには保温効果があり、糖尿病性末梢神経障害の冷えにも有効です（43）。ほてりがあって冷えている場合、眠れない人が多いので、そのときは冷シップなどを足背に貼ると寝やすくなります。

　しびれに対する内服薬は、抗てんかん薬（プレガバリン、カルバマゼピン）、抗うつ剤、メキシチール少量（抗不整脈薬）、タリージェ（疼痛治療剤）、ビタミンB12、ビタミンEがあります。

痛みに対しては、局所麻酔薬の入ったサインバルタやトラムセット、トラマールがあります。量が多いと眠気が起こります。我慢できないような疼痛・しびれがある場合は、麻酔科のペインクリニックでリドカイン点滴をしてもらう方法もあります。局所の痛みなら、ネオビタカインのトリガーポイント局注（皮下注）、ノイロトロピン筋注、リノロサール筋注があります。他に、鍼、通電鍼、お灸療法などがあります。

⑧　褥瘡（じょくそう）

　HAM の患者さんで、寝たきりや長時間車いすに座る状態の場合、臀部や背中に褥瘡ができやすくなります。初期の赤くなっている状態の場合、抗炎症軟膏（アズノール、アクトシン軟膏）が使われます。皮膚がただれてびらん化し、さらに悪化して潰瘍化してきたら、イソジンシュガーを使います。液がしみ出てきたら、ラップで傷の部分を覆うラップ療法があります。

　また、通電鍼治療が血流をよくし、褥瘡を改善させます。潰瘍化して皮膚の穴がふさがりにくい場合、フィブリンスプレーを使用して皮膚を盛り上げます。寝たきりや座りっぱなしの場合は、圧をのがす円座や専用のクッションなどを敷く必要があります。ただし、褥瘡に関する治療は医師や訪問看護師によって治療方針が変わることがあります。

⑩　蜂窩織炎（ほうかしきえん）

　蜂窩織炎は、皮膚とそのすぐ下の組織に生じる、広がりやすい細菌感染症です。症状は、感染部の皮膚が熱をもって赤く腫れ、強い痛みがあります。また、全身の発熱や悪寒を伴って重症となることもあります。一般的にはレンサ球菌とブドウ球菌が原因ですが、ほかにも多くの細菌が蜂窩織炎の原因になります。

　蜂窩織炎は細菌が原因なので、点滴または飲み薬などの抗菌薬で治療します。皮膚に傷口があり、免疫力が低下しているときに起こりやすい病気です。

　HAM の場合、四六時中、四つ這いで移動している人にできやすいのが膝周辺にできる蜂窩織炎です。患部は、赤くなって熱をもち、痛みが出るので、早い時点でイソジン消毒をして抗菌薬を投与をします。イソジン消毒は1週間以上行います。蜂窩織炎をつくらないようにするための予防策として、四つ這い移動の人には、膝サポーターの使用をおすすめします。

　免疫力が低下しているときは、小さな傷でも蜂窩織炎になることがあります。重症にならないためには、傷の周りが赤く腫れ始め、痛みを生じたとき、できるだけ早めに治療することが大切です。HAM 患者さんは転びやすく怪我が多いので、日常の動作に注意しながら、自身の免疫力を高めることが予防につながります。

第5章　HAM のリハビリテーション

リハビリテーションのポイント

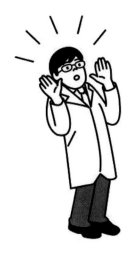

■リハビリテーションのポイント

1）痙性（ツッパリ感）をとること
2）筋肉がやせ細って立てなくなることを防ぐため、足の
　　筋力を増強すること
3）排便・排尿を促す腹筋筋力を増強すること
4）姿勢をよくするため、体幹筋力増強と姿勢矯正をする
　　こと
5）尿失禁防止のための骨盤底筋の増強訓練
6）足のツッパリによる内反尖足変形の矯正をすること
7）しびれ・痛みを取り除くこと、また、足の血流をよく
　　すること
8）歩行・階段昇降を含む日常生活を自立させる歩行訓練

　仕事で足を動かす機会がある人や、日常的に家事をして
いる人は、継続することをおすすめします。仕事をするこ
と、家事すること自体が生活リハビリテーションになるか
らです。HAMは足のツッパリでだるくなったり、歩くの
がおっくうになったり、しびれで動きにくかったりという
症状が運動の邪魔をします。
　１日中車椅子を利用すると、足の筋肉が細くなり、逆に
足に力がなくなって、立とうと思っても立てなくなりま

す。これが廃用性筋萎縮です。立てるうちは、杖、歩行器、歩行車、シルバーカーなどの補助具を利用して、歩くことをおすすめします。

　リハビリテーションの方法は理学療法と物理療法がメインですが、両方を組み合わせることが有効です。

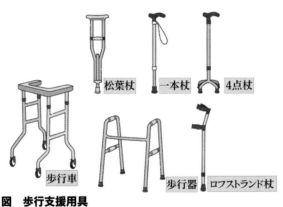

松葉杖　　一本杖　　4点杖

歩行車

歩行器　ロフストランド杖

図　歩行支援用具

① **理学療法**
1) 痙性（ツッパリ感）改善のため、リラクゼーション、ストレッチ、関節可動域訓練、バイブレーターの使用
2) 筋力増強訓練（抵抗を加えた他動運動、低周波による筋刺激、単関節HAL（Hybrid　Assist　Limb）（44）、骨盤装着型HAL、肋木を使用した下肢挙上訓練、補助具使用の歩行訓練、トレッドミル利用、単関節HAL

装着によるウェルウォーク、ニューステップ、エルゴ
　　メーター含む機械トレーニング、アシスト歩行
3）車いすや歩行器（コンパルなど）使用する場合も考慮
　　して、上肢（特に肩・腕）の筋力増強訓練
4）尖足矯正のための起立台訓練
5）階段昇降含む歩行訓練

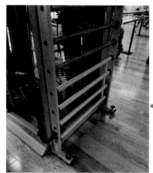 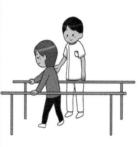

図　助木　　　　　　　　　　**足上げ用の器具**

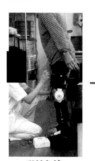 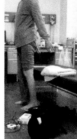

　　　　　　　　　　　　　　　　直接、筋力増
　　　　　　　　　　　　　　　　強作用により
　　　　　　　　　　　　　　　　歩行機能改
　　　　　　　　　　　　　　　　善（リハビリ
　　　　　　　　　　　　　　　　診療内で保
　　　　　　　　　　　　　　　　険あり）

　　　訓練前　　　　　訓練後
図　単関節型ロボット訓練

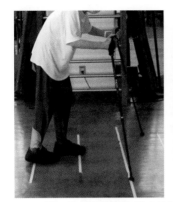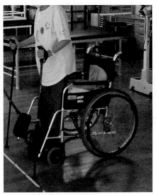

図　HAM 患者に対するトレッキング歩行訓練

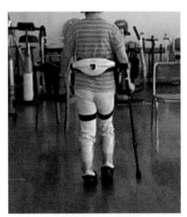

図　ホンダアシスト訓練

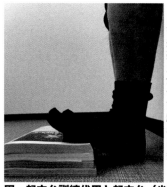
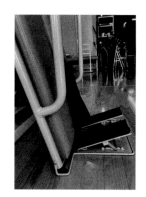

身体は壁に
もたれかかる。
約7cm本や
雑誌をおき、
足先をのせ、
かかとは床に
つける。
簡易型の
起立台訓練で
5-15分、1日3
回する。足の
尖足を防ぐ。

図　起立台訓練代用と起立台（尖足矯正目的）

【HAL について】

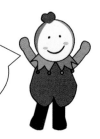

2022年10月にHAL医療用下肢タイプが
HTLV-1関連脊髄症に対し保険適用の承
認がおりたんだよ！
実際、医療保険として使えるようにな
るのは、2023年春頃といわれています。

　HAL は、装着する人の微弱な生体電位信号を皮膚に張っ
たセンサーで検出し、意志通りの歩行をアシストするロ
ボットです。筑波大学発のベンチャー企業、サイバーダイ
ン社が開発したものです。

　現在（2023 年 2 月時点）、HAL 医療用下肢タイプ（「医
療用 HAL®」）は、HAM に対し医療保険で使用できていま
せん。保険外になりますが、実際に HAL による訓練を行

う場合、多くて週3回のペースです。初回1クール目は疲労・筋肉痛が出ますが、間を1〜2日開ければ疲労は取れます。9回施行前後での皮膚温度（コアテンプで測定）の差は大きいですが、4クール行うと前後で皮膚温の差がなくなり、筋疲労もなく、運動機能が3カ月は改善したままでした。回数が増えることで、筋肉血流が増したからではないかと考えられます。

　HAMの患者さんがHAL訓練後、車いすから立って移動ができるようになり、約3カ月は維持できました。単関節タイプのHALの場合は理学療法の保険診療で可能です。膝が屈曲して下肢タイプのHALが使用できない例において、使用訓練後、介助なしに自分で立てました。今までは保険が適用されず、多額の費用（50万円程度）がかかっていましたが、2022年10月より医療保険での使用が承認されました。ただし、身長150ｃm以下は使えない、HALを扱っている医療機関が少ないという問題点は残っています。

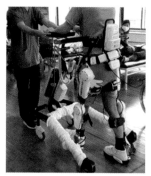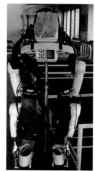

図　HAL による歩行訓練

②　物理療法

1) しびれ・痛みの緩和、足の冷感、血流改善のため、ホットパック、鍼・灸といった温熱療法、スーパーライザーを使った星状神経節照射（45）

2) 筋緊張をとるための全身指圧マッサージ、鍼（留置、通電）、灸、バイブレーター使用（電器店で購入可）

3) 排尿促進のための鍼治療

4) 筋力増強のための低周波治療器（電器店で購入可）

スーパーライザーを使った**星状神経節照射**とは、星状神経節に近赤外線を当てることで、筋肉の緊張を和らげ、症状の緩和につなげる療法です。

　鍼治療は、先端恐怖症の方には使えませんが、鍼のつい

てないプラスチック棒でのツボ刺激でも十分効果があります。一度は専門の理学療法士・鍼灸師の指導を受けてみるのもよいですね。自宅で毎日、短時間でも繰り返すことが大事です。自動でペダルが動く自転車こぎもおすすめです。

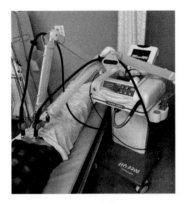 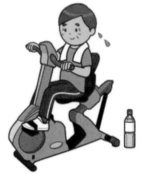

スーパーライザーを使用したお灸

第6章　HAM について大切なこと

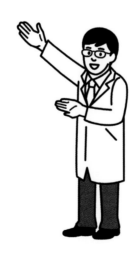

■早期発見・早期治療

　HAM は、個人差が大きい病気で、病気の進行も人それ
ぞれです。そこで、早期発見・早期治療がとても大切にな
ります。早期発見のためのポイントを表にまとめました。

表　HAM 早期発見のポイント

1. 排尿障害のみで初発するHAM
   14%（　84/595例)(2008年）
2. 腰下肢痛で初発するHAM
   　　9 %
3. 過敏性肺臓炎、びまん性汎細気管支炎、間質性肺炎など

   肺御障害のあるケース
   　例:過敏性肺臓炎で来院し、3年後に典型的な痙性脊髄麻痺
   生じてから治療開始した例がある。
4. 多発性硬化症で発症し、15年後HAM症状が出る例

   血清抗HTLV−1抗体をチェックして神経内科を紹介する

　早期発症 HAM で特徴的なのは、運動障害度が 0（14 段
階中）であり、つまずくことなく走ることが可能な状態で
も、バビンスキー・チャドック反射が陽性であることです
（文献 29）。この場合、HAM の代表的な症状である痙性
（ツッパリ感）・排尿障害は目立ちません。

表 早期 HAM に対し治療介入の有無における臨床経過

case	1	2	3	4	5	6
観察期間(年)	2	1	6	9	6	8
運動障害スコア(診断時)	0	0	0	0	0	1
運動障害スコア(現在)	0	2	0	2	2	2
排尿障害スコア(診断時)	2	0	0	2	1	3
排尿障害スコア(現在)	0	0	0	3	3	3
発汗異常部位	Th7	Th12	Th12	頸部以下	Th12	頸部以下
痙性スコア	0	2	1	1.5	1	2
バビンスキー反射	陽性	陽性	陽性	陽性	陽性	陽性
反射	亢進	亢進	亢進	亢進	亢進	亢進
内反尖足	3度	1度	1度	1度	2度	1度
便秘	有	有	無	有	無	有
治療	ステロイド (1w10mg) (1w5mg) LcS EM 600mg 2W	リンデロン 2mg ミノマイ シン 200mg 1M	ステロイド 5mg 1M LcS	無	無	無
評価	頻尿改善	痙性改善 腰下肢痛 消失	痙性なし	進行	進行・妊娠 中	進行

LcS:乳酸菌カゼイン菌シロタ株800億個、 EM ： エリスロマイシン

　早期で発症した患者さんの例を紹介します。

　一例は、運動障害はなく、排尿障害が主な症状でした。母親が HAM ということで鹿児島大神経内科 HTLV-1 キャリア外来を受診されたとき、軽い痙性（ツッパリ感）とバビンスキー・チャドック反射がありました。髄液検査で抗 HTLV-1 抗体高値と HTLV-1 ウイルス量高値を認め、早期発症 HAM の診断で２週間ステロイド（プレドニゾロン・PSL）療法を行い改善しています。その後、症状が悪化し

たときのみステロイド療法を行いました。

　2例目は、IgA腎症による慢性腎不全の患者さんです。姉がHAMということでキャリア外来を受診されたとき、バビンスキー・チャドック反射があり、痙性（ツッパリ感）もあったため、髄液検査・HTLV-1ウイルス量の検査を行い、HAMと診断されました。初回リノロサール注射とミノマイシン療法を14日間行った後は、年1回フォローし、IL-2Rが高いときにミノマイシン療法を行っています。

　もし、早期発見して早期治療することができれば、治療経過のための受診も年1回ですむなど、間隔を伸ばすことも可能になるかもしれません。

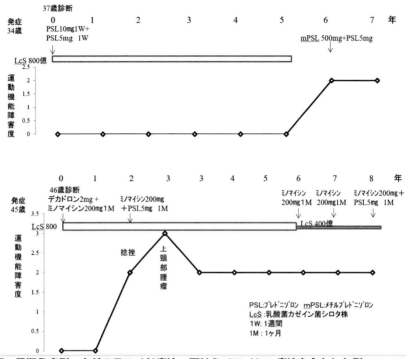

図　早期発症例。上がステロイド療法、下はミノマイシン療法を主とした例

■ HAM の予後について

　HAM は難病で希少疾患ですが、治療が効いて日常生活が維持できたり、進行が止まったりする人もいます。一方で、2 本杖や歩行器が使えないほど進行したという人もいます。しかしながら、通常は、HAM が進行していった場

合でも、車いす利用にはなっても、HAM が直接の原因で
寝たきりになることはありません。HAM 患者で寝たきり
になる原因としては、褥瘡によるもの、無気肺後の呼吸不
全、重症な頸椎椎間板ヘルニアのため両腕が動かない場合
などがあります。
　10 年間経過観察した HAM では、HTLV-1 ウイルス量が
540 コピー／ 10,000 個末梢血リンパ球以上の人は主に筋
力低下が進行しやすいのですが（48）、何らかの治療を行っ
ていれば、10 年経っても進行は抑えられます。

表　10 年間経過観察した HAM25 例の症状変化と HTLV-1 プロウイルス量

HTLV-I proviral load (copies / 10⁴ PBMC)	<540	≧540*	Hazard ratio	95%CI	p value
対象患者数	8	17			
運動障害度悪化群	4	12	1.7	0.5-5.2	0.37
排尿障害悪化群	3	8	1.4	0.4-5.2	0.63
筋力低下群	2	12	4.4	1.2-20.8	0.03

＊ Median HTLV-I proviral load in HAM/TSP reported by Nagai et al.

HTLV-1ウイルス量が540コピー/10、000 末梢血リンパ球数)
以上では筋力低下しやすい。

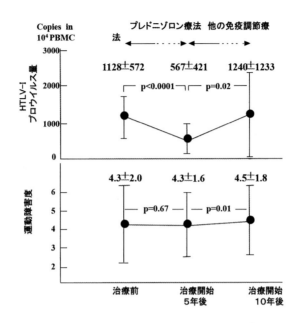

プレドニゾロン療法（経口プレドニゾロン5‐20 mg/day）、他の免疫調節療法（ビタミンC大量
投与、ペントキシフィリン、エリスロマイシン、サラゾスルファピリジン、ホスホマイシン、エ
ペリゾン塩酸塩）

図　HAM の運動機能障害度と HTLV-1 プロウイルス量の変化（25 例）

　2004 年 HAM 84 例の死因を示します。死因の最多は悪
性腫瘍で 16 人、死亡例全体の 19% を占めていました。そ
の中でも HTLV-I 感染症である ATL の発症が 5 例と最も
多いものでした。(49)

表　HAM84 例の死亡原因（2004 年）

死因	死亡者数	死因	死亡者数
悪性腫瘍	16（19%）	腎不全	2(2%)
ATL	5/16（31%）	多臓器不全	2(2%)
肝臓癌	3/16（19%）	老衰	2(2%)
肺癌	2/16（13%）	心疾患	2(2%)
膵臓癌	2/16（13%）	心不全	2(2%)
膀胱癌	1/16（6%）	肺結核	1(1%)
卵巣癌	1/16（6%）	海難事故	1(1%)
胸腺癌	1/16（6%）	敗血症	1(1%)
T-cell lymphoma	1/16（6%）	自殺	4(5%)
肺炎	13（16%）	不明	28(33%)
呼吸不全	7（ 8%）		
脳血管障害	3（ 4%）		
脳梗塞	2/3（67%）		
脳出血	1/3（33%）		

■今後の HAM 治療

　HAM の治療の原則は、HTLV-1 感染細胞を増やさない
ようにすることで、炎症のループを遮断して、失った運動
機能・感覚機能を取り戻すことです。HTLV-1 キャリアの
時点で、炎症の強い人は、従来の HAM 治療を行うことが
望ましいと考えます。
　できればその前に、母親からの感染で HTLV-1 キャリア
にならないよう母乳感染予防を行い、さらに現在研究中の
完全に感染を防止する抗 HTLV-1 ヒト免疫グロブリン製剤

の開発が待たれるところです。

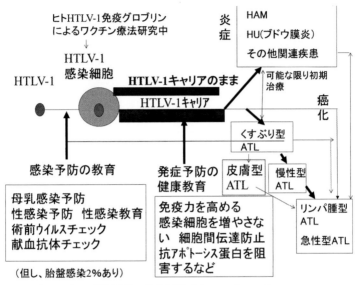

図　HTLV-1 の感染予防、発症予防のフローチャート

■ HAM 患者の相談窓口

①　信頼できる情報サイト

　2002 年までは、HAM に関する情報はほとんどありませんでした。

　現在は、HTLV-1 情報ポータルサイト、NPO 法人スマイルリボン、キャリねっとのホームページなどで、HAM、

ATL、HTLV-1 キャリアの情報を知ることができます。アトムの会（全国 HAM 患者会）はスマイルリボンのホームページに掲載されています。

HTLV-1 情報ポータルサイト
https://htlv1.jp

NPO 法人スマイルリボン
https://smileribbon.or.jp

キャリねっと
https://htlv1carrier.org

②　病院

　病院を選択する場合は、HAM では排尿障害による膀胱炎、腎盂腎炎が出やすいので、（1）近くの開業医、（2）画像検査や抗生剤治療ができる救急医療のある中核病院、（3）専門的治療や精密検査（ウイルス量測定やリンパ球サブセット検査、Has-Flow 検査など）ができる大学病院、（4）装具作製ができてリハビリテーションをしてくれる施設の最低 4 カ所を見つけておくとよいと思います。

他には、HTLV-1 キャリア外来を設置している施設があります。

【主な HTLV-1 キャリア外来一覧】
鹿児島
鹿児島大学病院脳神経内科・鹿児島大学脳神経内科
HTLV-1 キャリア外来・鹿児島大血液膠原病内科・医療法人三州会大勝病院脳神経内科
血液内科グループでつくる JSPFAD 施設
関東
聖マリアンナ医科大・東京大医科研究病院血液内科
関西
関西医科大学・京都府立医大
などがあります。専門外来を紹介受診するときは、血清抗 HTLV-1 抗体（定性）が陽性か陰性かを明記した上で相談されるとスムーズです。もし、自分のからだが今までと違うかなと思ったら、HAM 専門外来施設やキャリア外来を行っている施設に早めに相談して下さい。

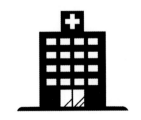

下の図は、キャリアから HAM や ATL やブドウ膜炎を発症しているかどうかを仕分ける検査表です。

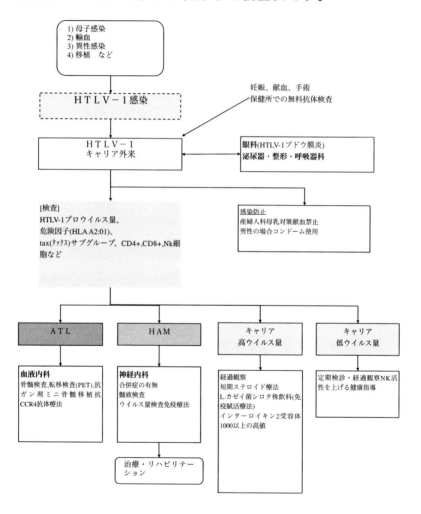

③　HAM と診断されたら利用できる制度

高額療養費制度

　病院で支払う 1 カ月の医療費が限度額を超えた場合に、収入や年齢に応じて、その分の自己負担額が助成される制度です。入院時の食費や差額ベッド代は対象となりません。世帯合算が可能です。
窓口：加入する健康保険協会（協会けんぽ）、健康保険組合、市区町村の国民健康保険など

高額療養費貸付制度

　高額療養費制度を利用するとしても、いったんは窓口で助成を受ける前の医療費を支払う必要があります。申請から払い戻しまでには時間がかかるため、医療費の支払いが困難な場合に、無利息でお金を借りることができる制度です。
窓口：加入する健康保険協会（協会けんぽ）、健康保険組合、市区町村の国民健康保険課など

難病医療費助成制度（指定難病受給者証）

　「重症度分類等」で対象と診断された難病指定の患者さんが医療費の助成を受けることのできる制度です。難病指定医による診断書を含む、申請に必要な書類を都道府県・

指定都市に提出し、医療受給者証を交付してもらいます。
1年毎に更新が必要です。
窓口：都道府県・指定都市の担当課

身体障害者手帳

　障害の程度により1～6級に区分されています。障害の程度によって、また、市町村によって、利用できるサービスは異なってきます。重度の方では医療費が免除されることもあります。お住まいの地域の窓口で必要書類を受け取り、主治医に診断書を書いてもらい、提出します。
窓口：お住まいの市区町村役場の担当窓口

障害年金

　病気やケガなどでこれまでのように生活や仕事が継続できなくなったときに、年齢にかかわらず受け取ることができる年金です。国民年金に加入している場合は国民障害年金、厚生年金に加入している場合は、障害基礎年金に上乗せして、厚生障害年金が支給されます。
窓口：お近くの年金事務所、年金相談センター

日常生活自立支援事業

　40歳以下のHAM患者さんは、生活自立支援の適応疾患になっており、日常生活を送るのに必要な福祉サービスを

受けることができます。
窓口：お住まいの市区町村の社会福祉協議会等

公的介護保険

　65歳以上の人が認定された支援・介護度に応じた介護サービスを受けることが出来る制度です。利用額の1割を自己負担します。
窓口：市区町村の担当課、地域包括支援センター

重度心身障害者等医療費助成制度

　重度の障害者の方が各種健康保険法による医療を受けた場合、その自己負担額が助成されます。（介護保険法による医療を受けた場合は、その自己負担額は助成されません。）事前に登録が必要です。
窓口：お住まいの市区町村の障害福祉課

■付録

治療効果の評価方法一覧

1）筋力：徒手筋力テスト5段階
0: 動かない→ 3: 重力に抗してすべて動かせる→ 5: 正常

2) HAM 排尿障害症状スコア（HAM － BDSS：合計 40 点）

	質問	点数	回答
蓄尿 症状 スコア	この1カ月の間に、尿を してから2時間以内にも う一度しなくてはならな いことがありましたか	0 1 2 3 4 5	全くない 5回に1回の割合より少ない 2回に1回の割合より少ない 2回に1回の割合くらい 2回に1回の割合より多い ほとんどいつも
	この1カ月の間に、夜寝 てから朝起きるまでにふ つう何回尿をするために 起きましたか	0 1 2 3 4 5	全くない 1回 2回 3回 4回 5回以上
	急に尿がしたくなり、我 慢が難しいことがありま したか	0 1 2 3 4 5	なし 週に1回より少ない 週に1回以上 1日1回くらい 1日2～4回 1日5回以上
	急に尿がしたくなり、我 慢できずに尿をもらすこ とがありますか	0 1 2 3 4 5	なし 週に1回より少ない 週に1回以上 1日に1回くらい 1日2～4回 1日5回以上
排出 症状 スコア	この1カ月の間に、尿を したあとにまだ尿が残っ ている感じがありました か	1 2 3 4 5 5	週に1回より少ない 週に1回以上 1日1回くらい 1日2～4回 1日5回以上 ほとんどいつも
	この1カ月の間に、尿を している間に尿が何度も とぎれることがありまし たか	0 1 2 3 4 5	全くない 5回に1回の割合より少ない 2回に1回の割合より少ない 2回に1回の割合くらい 2回に1回の割合より多い ほとんどいつも
	この1カ月の間に、尿の 勢いが弱いことがありま したか	0 1 2 3 4 5	全くない 5回に1回の割合より少ない 2回に1回の割合より少ない 2回に1回の割合くらい 2回に1回の割合より多い ほとんどいつも
	この1カ月の間に、尿を し始めるためにお腹に力 を入れることがありまし たか	0 1 2 3 4 5	全くない 5回に1回の割合より少ない 2回に1回の割合より少ない 2回に1回の割合くらい 2回に1回の割合より多い ほとんどいつも
	合計点数	点	

HTLV-1 関連脊髄症（HAM）診療ガイドライン 2019 より

3）痙性スコア（modified Ashworth score：MAS）

0:	正常
1:	ごく軽度の痙性、影響のある筋肉を屈伸させたとき、関節可動の最後に微小な抵抗を認める
+1:	軽度の痙性、関節可動域の半分未満で軽度の痙性を認める
2:	中等度の痙性、関節可動域のほとんどで抵抗があるが、自動運動可能である
3:	高度の痙性、自動運動困難である
4:	ごく高度の痙性、屈伸時筋肉が硬い状態である。

4）ＨＡＭ患者膀胱機能障害重症度分類（HAM － BDSG）
自己導尿しているかどうかで重症度をみます

	グレード
尿道カテーテルを留置している	III
清潔間欠導尿を行なっているが、自排尿はない	IIb
清潔間欠導尿を行なっていて、自排尿がある	IIa
排尿に関する障害がある、もしくは薬物療法を行っている	I
排尿に関する障害がなく、薬物療法も行っていない	0

HTLV-1 関連脊髄症診療（HAM）ガイドライン 2019 より

5）10m 歩行：時間秒数と歩数（2 回）、補助具なし、杖あり、歩行器あり

6）歩行可能な人で 2 分間歩行、time up and go テスト（秒数）

7）納（おさめ）の運動障害スコア

0:	正常
1:	歩くのが遅い
2:	歩行異常（つまづき、膝のこわばり）
3:	駆け足不能
4:	階段昇降に手すり必要
5:	片手による伝い歩き（一本杖使用など）
6:	片手による伝い歩き不能、両手なら10m以上可能
7:	両手によるつたい歩き5m以上10m未満
8:	両手によるつたい歩き5m以内
9:	両手による伝い歩き不能、四つ這い移動可
10:	四つ這い移動不能、いざり移動可
11:	自力で移動不能、寝返り可
12:	寝返り不能
13:	足の指も動かせない

8）納の排尿障害スコア

頻尿	0：正常
残尿	1：わずかに存在
尿失禁	2：明らかに存在
	3：著明に存在
	3つの症状の合計点数で表す

おわりに

　私が 1988 年鹿児島大学 3 内科の納先生の門をたたいて
から、35 年目になります。2003 年に HAM 患者会が設立
されてから 20 年になります。HAM の治療についてですが、
治験終了後で現在論文投稿中や治験が予定されそうな治療
法は今回紹介していません。近いうちにお知らせできると
思います。

　1986 ～ 2003 年までは、HAM に関する医療情報が一般
の方に知られることはなかったかと思います。特に鹿児島
県の離島を含む田舎の地域では、ウイルス感染と聞いた
だけで偏見を持たれた時期がありました。今でこそ、NPO
法人スマイルリボン、日本 HTLV-1 学会、厚生労働省など
のホームページが充実しており、検索すれば情報を得られ
るようになりました。しかし、まだまだ広くは理解されて
いない印象です。

　日本は国民皆保険で医療を受けられやすい国ですが、以
前、イランから東京で仕事をしている人から、故国イラン
の友人が HAM になっている、治療ができないかという相
談がありました。日本で気軽に使えるステロイド剤さえイ
ランでは手に入らないそうです。

　HAM の薬物治療に関しては、今まだ世界で研究開発中

ですが、HAM 患者さんの思いは「1 日でも早く！」の気持ちだと思います。アメリカで薬の開発が速いのは、治験協力者にお金を支払って協力してもらっていることがあります。また、軍人さんに協力してもらい、各年代のデータを取得しているので、おのずと薬剤開発は日本より数段早いということになります。安くて手に入りやすい薬でHAM 患者が軽快することを心から願っています。

HAM 患者さんへ

　歩けなくなるかもとか、寝たきりになるかもという不安を抱える方はいると思いますが、不安をつのらせたり、あきらめたりする前に、いろんな手段を用いて、自分の生活を守ろうとする努力もしていただきたいと思います。その

ための治療援護が助けになるはずです。車いす生活になりましたが、車いすマラソンの選手や車いすアーチェリーで 2021 年の東京オリンピックに出場した HAM 患者さんがいます。

　家族、友人、身近な人たちが病気を理解して支援してくださるようになれ

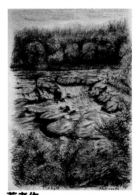

著者作

ばと、心から願っています。そのためにも、この本が参考になれば幸いです。

松崎敏男

参考図書

1) HAM.吉嶺明人著.成人T細胞白血病 < ATL > と HAM,南方新社
2) スマイルリボン代表理事　菅付加代子.教えて！ HTLV-1 のこと.株式会社トライ社
3) HAM 患者のハンドブック
4) 納　光弘ら.HAM の発見とその概説.神経進歩 1987,31 (5) :727 － 745.
5) 納　光弘.HAM 研究の最近の進歩.神経進歩 1991, 35 (5) :735 － 746.
6) 納　光弘ら.HAM の病態と治療.日本内科学会雑誌 2003, 92 (9) :65-74.
7) 松崎敏男、有村公良；ヒト T 細胞白血病ウイルス 1 型関連脊髄症（HAM）.田村　晃，松谷雅生，清水輝夫,辻貞俊，塩川芳昭,成田善孝編集：EBM に基づく脳神経疾患の基本治療指針第 4 版.メジカルビュー 2016, 467-470.
8) Editors Gustavo C.Roman, Jean -Claude Vernant, Mitsuhiro Osame: HTLV-1 and the nervous system. 1988, Neurology and Neurobiology vol 51.
9) HTLV-1 関連脊髄症（HAM）診療ガイドライン 2019, 南栄堂
10) HTLV-1 と疾患.編集　渡邊俊樹、上平 憲、山口一成. 2007, 文光堂
11) 神経難病のすべて.編著　阿部康二：10 HAM. 松崎敏男、納光弘 . 2007,72-79. 新興医学出版 .
12) HTLV-1 関連脊髄症－病態解明と治療の最新情報－.医学のあゆみ 2018,267（10）：737-780.
13) 宮沢孝幸、中川草.レトロウイルスの起源と進化.実験医学 2015, vol 33（17）増刊：117-126,.
14) 鹿児島県医師会主催、HTLV-1 対策講演会、2020 年 2 月 20 日 YouTube

参考文献

1） Osame M, Usuku K, Izumo S, et al: HTLV-1 associated my-elopathy, a new clinical entity. Lancet I 1986, 1031.

2） Gessain A, Barin F, Vernant JC, et al: Antibodies to human T lymphotropic virus type I in patients with tropical spastic paraparesis. Lancet 2 1985 ,407-410.

3） Osame M, Izumo S, Igata A, et al: Blood transfusion and HTLV-1 associated myelopathy. Lancet ii 1986,104.

4） 納光弘. HAM －その発見から今日まで－. 神経内科 2011,75（4）: 356-360.

5） Osame M. Review of WHO Kagoshima meeting and diag-nostic guidelines for HAM/TSP. In: Blattner WA,ed. Human retrovirology: HTLV. New York: Raven Press 1990,191-197,

6） Toshio Matsuzaki.Human T-lymphotropic Virus Type I (HTLV-I) Seroprevalence in Kagoshima.Prefecture.Medical Journal of Kagoshima University 1993, 45（2）: 135-141.

7） Masahito Suehara, Jiro Fujiyama, Hroaki Yosidome、et al. HTLV-1-associatedmyelopathy（HAM）in Okinawa,Japan 1988,203-207.

8） 中川正法、久保田裕章、納　光弘 et al.: HTLV-1-associ-ated myelopathy（HAM）の全国疫学調査報告. 免疫性神経疾患調査研究班報告書　1994,11-13.

9） 厚生労働科研費新興・再興感染症研究事業「本邦における HTLV-1 感染及び関連疾患の実態調査と総合対策」（研究代表者：山口一成）. 平成 20 年度報告書. 東京：厚生労働省；2009 年

10） 厚生労働科研費新興・再興感染症研究事業「本邦における HTLV-1 感染及び関連疾患の実態調査と総合対策」（研究代表者：山口一成）. 平成 21 年度報告書. 東京：厚生労働省；2010 年

11） 出雲周二、松崎敏男、久保田龍二：HAM のあたらしい展開. 神経内科 2011,75（4）: 369-373.

12） Mitsuhiro Osame　et al. Nationwide survey of HTLV-1-as-sociated myelopathy in Japan: Association with blood trans-fusion. Ann Neurol 1990, 50-56.

13） 猪瀬悠理ら. 生体腎移植後に HTLV-1 関連脊髄症を発症

した 1 例 . 臨床神経学 2009,50 巻　第 4 号：241-245.

14）松崎敏男.神経疾患におけるサーモグラフィ.Biomedical thermology 2006, 26（2）:35-40.

15）Kuroda Y, Sugihara H. Autopsy report of HTLV-1-associated myelopathy presenting with ALS-like manifestations. J Neurol Sci 1991,106:199-205.

16）Toshio Matsuzaki, Masanori Nakagawa, Masahiro Nagai, Yasuyuki Nobuhara, Koichiro Usuku, Itsuro Higuchi,Koichi Takahashi,Takashi Moritoyo, Kimiyoshi Arimura, Shuji Izumo, Suminori Akiba, Mitsuhiro Osame.HTLV-I-associated myelopathy（HAM）/ tropical spastic paraparesis (TSP) with amyotrophic lateral sclerosis-like manifestations. Journal of Neurovirology 2000, 6: 544 -548.

17）Kiwaki T, Umehara F, Arimura Y, Izumo S, Arimura K, Ito K, Osame M:The clinical and pathological features of peripheral neuropathy accompanied with HTLV-1 associated myelopathy. J Neurol Sci 2003,206:17-21.

18）松崎敏男,厚地弘子,山中英賢吉田義弘,納　光弘,若宮純司,井形昭弘.HAM における自律神経障害の Thermographic approach. Biomedical thermology 1989,9（1）128-131.

19）出雲周二、中川正法、松崎敏男、久保田龍二、野妻智嗣、松浦英治 HTLV-1 関連脊髄症（HAM）の合併症と HAM 診療アルゴリズムの提示.HAM および HTLV-1 関連希少難治性炎症性疾患の実態調査に基づく診療指針作成と診療基盤の構築をめざした政策研究 . 2015,24-27.

20）Nakagawa M, Izumo S, Ijichi S, et al: HTLV-1-associated myelopathy: analysis of 213 patients based on clinical features and laboratory findings. J Neurovirol 1995,1:50-61.

21）Shohreh Honarbakhsh, Graham P Taylor. High prevalence of bronchiectasis is linked to HTLV-1-associated inflammatory disease. BMC infectious Diseases ,2015,15:228.

22）松崎敏男,斉藤峰輝,納　光弘.HAM の診断と治療の進歩.臨床検査.2005,49（4）:409-414.

23）Hirohisa Nose, Mineki Saito, Koichiro Usuku, Amir H Sabouri, Toshio Matsuzaki, Ryuji Kubota, Nobutaka Eiraku, Yoshitaka Furukawa, Shuji Izumo, Kiiyoshi Arimura, Mitsuhiro Osame. Clinical symptoms and the odds of human T-cell lymphotropic virus type 1-associated myelopathy/

tropical spastic paraparesis（HAM/TSP）in healthy virus carriers: Application of best-fit logistic regression equation based on host genotype, age, and provirus load. Journal of NeuroVirology. 2006,12: 171-177.

24） Umehara F, Nagatomo S, Yoshishige K, et al: Chronic progressive cervical myelopathy with HTLV-1 infection Variant form of HAM/TSP?. Neurology 2004, 63: 1276-1280.

25） 梅原藤雄 .HTLV-1 associated myelopathy の病態と臨床的多様性 .Anual Review 神経 2008 :246-254,.

26） 森　進一郎、丸山征郎、川畑政治、福永秀智、納　光弘. HTLV-1 関連気管支肺病変 —HTLV-1　associated bronchopneumnopathy（HAB）− Medical Immnology 1992, Vol 23（3）:257-266,

27） Toshio Matsuzaki, H. Otose, K. Hashimoto, Y.Shibata,K. Arimura, M. Osame.Diseases among Men Living in Human T-Lymphotropic Virus Type I Endemic Areas in Japan.Internal Medicine 1993: 32（8）:623-628.

28） 園田俊郎 .HAM の宿主要因 . 神経進歩 1991,35（5）: 785-793.

29） Brain Medical 脳の感染症 . 出雲周二 . ウイルス感染症 :（5）HTLV-1 associated myelopathy（HAM）2007,239-247, メディカルレビュー社 .

30） Aye M, Matsuoka E, Moritoyo T, et al: Histopathological analysis of four autopsy cases of HTLV-1-associated myelopathy/tropical spastic paraparesis:inflammatory changes occur simultaneously in the entire central nervous system. Acta Neuropathol 2000, 100: 245-252.

31） Nakagawa, M, Nakahara K, Maruyama Y, et al: Therapeutic trials in 200 patients with HTLV-1-associated myelopathy/tropical spastic paraparesis. J Neurovirol 1996, 2:345-355.

32） Ariella L.G.Coler-Reilly,Tomoo Sato,Toshio Matsuzaki, Masanori Nagai, Tatsufumi Nakamura, Norihiro Takenouti, Natsumi Araya, Naoko Yagishita, Yoshihisa Ymano.Effectiveness of Daily Prednisolone to Slow Progression of Human T-Lymphotropic Virus Type 1-Associated Myelopathy/ Tropical Spastic Paraparesis: A Multicenter Retrospctive Cohort Study. Neurotherapeutics. 2017: DOI 10. 1007/s 13311 -017 -0533-z.

33） Saito M, Nakagawa M, Kaseda S, et al. Decreased Human T Lymphotropic Virus Type I (HTLV-1) Provirus Load and Alteration in T Cell Phenotype after Interferon-a Therapy for HTLV-1-Associated Myelopathy/Tropical Spastic Paraparesis. J Infect Dis 2004,189:29-40.

34） V Wee Yong,Jennifer Wells, Fabrizio Giuliani, et al. The promise of minocycline in neurology. The Lancet Neurology 2004,Vol 3,Dec:744-751.

35） Yoshimi Enose-Akahata, Eiji Matsuura, yuetsu Tanaka, Unsong Oh, Steven Jacobson. Minocycline modulates antigen-specific CTL activity through inactivation of mononuclear phagocytes in patients with HTLV-1 associated neurologic disease. Retroviology 2012.9.16

36） 梅原藤雄 .HAM/TSP. Neuroimmunology 2005,13 (2) :185-190.

37） Toshio Matsuzaki, Mineki Saito, Koichiro Usuku, Hirohisa Nose, Shuji Izumo, Kiiyoshi Arimura,Mitsuhiro Osame. A prospective uncontrolled trial of fermented milk drink containing viable Lactobacillus casei strain Shirota in the treatment of HTLV-I associated myelopathy / tropical spastic paraparesis. Journal of Neurological Sciences. 2005,237: 75-81.

38） 松崎敏男 , 齋藤峰輝 , 出雲周二 , 納　光弘 . HTLV-1- associated myelopathy （HAM）. 臨床と微生物 2006, Vol 33 (2) : 89-193.

39） Kataoka A, Imai H, Inayoshi S,et al.Intermittent high-dose vitamin C therapy in patients with HTLV-1-associated myelopathy. J Neurol Neurosurg Psychiatry 1993,56: 1213-6.

40） Tatsufumi Nakamura,Tomoko Matsuo,Taku Fukuda,Shinji Yamato,Kentaro Yamaguchi,Ikuo Kinoshita, Toshio Matsuzaki, Yoshihiro Nishiura, Kunihiko Nagasato,Tomoko Narita-Matsuda, Hideki Nakamura, Katsuya Sato, Hitoshi Sasaki, Hideki Sakai,Atsushi Kawakami. Efficacy of prosultiamine treatment in patients with human T lymphotropic virus type 1-associated myelopathy/tropical spastic paraparesis:results from an open-label clinical trial. BMC Medicine 2013,11:182

41） N. Kawano, K. Shimoda, F. Ishikawa,et al. Adult T-cell Leukemia development from a human T-cell leukemia vi-

rus type I carrier after a living-donor liver transplantation.
Transplantation.2006,82: 840-843.

42) N. Nakamura, S. Tamaru, K. Ohshima, et al.Prognosis of
HTLV-1-positive renal transplant recipients.Transplant
Proc 2005,37 (4) :1779.

43) 松崎敏男、有村公良、前原くるみ、納 光弘 . 糖尿病
におけるワセリン負荷サーモグラフィ . Biomedical ther-
mology 2004,23 (4) :186 -189.

44) 宮内文香 , 今門孝行 , 福田真吾 , 後藤達志 , 瀬戸口佳史 ,
松崎敏男 .HTLV-1 関連脊髄症（HAM）患者に対して
HAL R（自立支援・単関節タイプ）を用いたリハビリ
テーション効果について . 鹿児島リハビリテーション医
学研究会会誌 . 2016,vol 27（No.1）: 21-24.

45) 松崎敏男 . 星状神経節直線偏光近赤外線照射療法（SGL
療法）について . 栗橋克昭編：涙嚢鼻腔吻合術と眼瞼下
垂症手術 Ⅱ眼瞼下垂症手術 . メディカル葵出版 , 2009,
119- 124.

46) HAM 患者の医療ケアと生活ニーズに関する調査研究
斑 .HAM 患者の生活実態調査報告 2005.

47) 松崎敏男、出雲周二 .HTLV-1 関連脊髄症（HAM）と妊娠・
出産 . 神経内科：509-513,2013.

48) Matsuzaki T, Nakagawa M, Nagai M, et al.: HTLV-1 pro-
viral load correlates with progression of motor disability in
HAM/TSP: Analysis of 239 HAM/TSP patients including
64 patients followed up for 10 years. J Neurovirol 2001,7:
228-234.

49) 中川正法 , 東 桂子 , 松崎敏男 , 齋藤峰輝 . HAM 314 例
の予後と HTLV-1 プロウイルス量 . 総合臨床 2004,53（7）:
2103-2110.

50) Satoshi Nozuma, Eiji Matsuura, Toshio Matsuzaki ,et
al.Fmilial clusters of HTLV-1-associated myelopathy/
Tropical spastic paraparesis. PLOS,May 2014,Vol 9,Issue
5,e86144.

HAM の疫学（2009-2010 の全国調査）
　　Toshio Matsuzaki, Tomoko Kodama, Ryuji Kubota, Shuji
　　Izumo. Recent epidemiologic trends of HAM/TSP in Japan.
　　The 15th International Conference on Human Retrovirology:
　　HTLV and Related Viruses. 2011.6, Leuven, Belgium.

早期発症の HAM について
　　Toshio Matsuzaki,Ryuji Kubota, Hiroshi Takashima, Shuji
　　Izumo .Early diagnosis of HTLV-1-associated myeloathy
　　(HAM/TSP) in HTLV-1 carrier clinic. The 16th Internation-
　　al Conference on Human Retrovirology: HTLV and Related
　　Viruses. 2013.6, Montoreal, Canada

HAM と EB ウイルスについて
　1) 松崎敏男、斉藤峰輝、早川仁、納光弘、Xing Hui qin、宇
　　宿功市郎、出雲周二．HAM における EB ウイルスの慢性
　　活動性持続感染の影響．臨床神経学（Abstracter）2004,
　　44（12）：1126.
　2) Toshio Matsuzaki, Norihiro Takenouchi, Keiko Higashi, Hi-
　　toshi Hayakawa, Masanori Nakagawa, Mitsuhiro Osame,
　　Shuji Izumo. Active persistent infection with Epstein-Barr
　　virus (EBV) in HTLV-1-associated myelopathy (HAM) /
　　tropical spastic paraparesis (TSP). The 11th Internation-
　　al Conference on Human Retrovirology: HTLV and Related
　　Viruses. 2003.6, Cathedral hill 1101 van ness avenue San
　　Francisco, CA.

乳酸カゼイン菌シロタ株
　　松崎敏男，納　光弘．HTLV-1-associated myelopathy
　　(HAM) とプロバイオテックス．第 79 回日本細菌学会総
　　会シンポジウム，2006,3, 金沢

HAM とタクロリスム
　1) 松崎敏男，斉藤峰輝，能勢裕久，有村公良，納　光弘，斉
　　藤峰輝，出雲周二．関節リウマチを合併した HAM でタ
　　クロリスムが著効した 1 例．第 19 回日本神経免疫学会，
　　2007, 4. 金沢．
　2) 松崎敏男，能勢裕久，有村公良，納　光弘，斉藤峰輝 出雲
　　周二．HAM 患者に対する FK506 の治療効果．第 48 回日
　　本神経学会総会，2007.5, 名古屋

HAM の長期予後に関する報告

　　松崎敏男 , 中川正法 , 久保田裕章 , 納　光弘 , 宇宿功市郎、
　　永井将弘 , 出雲周二 . HAM の長期予後に関する検討 . 第
　　39 回日本神経学会総会 , 1998,5. 京都 .

HAM に対するリウマチ用低分子治療薬の効果

　　Toshio Matsuzaki, Mineki Saito,Yoshihisa Yamano,Masahi-
　　roNagai,Hiroshi, Takashima,Tomomaro Izumihara,Tamami
　　Yoshitama, Ryuji Kubota.Effect of Biologic Agents on HAM/
　　TSP with Rheumatoid Arthritis.The 18th International Con-
　　ference on Human Retrovirology: HTLV and Related Virus-
　　es. 2017.3, Tokyo.

HAM のリハビリテーションについて

　　松崎敏男 . HTLV-1 関連脊髄症（HAM）の診療とリハビ
　　リテーションについて第 17 回東洋療法推進大会 in 鹿児
　　島 , 2018.10.14.

HTLV-1 キャリアと HAM の健康対策

　　松崎敏男 ,HTLV-1 感染症と健康対策〜 HTLV-1 関連疾患
　　を含む〜 , 第 2 回 KKB 健康フォーラム , 鹿児島テレビ主
　　催、2014.10.25, 鹿児島

■著者紹介

松崎 敏男（まつざき　としお）

　昭和34年10月23日鹿児島県伊佐市大口生まれ63歳。昭和57年3月鹿児島大学理学部生物学科卒業。昭和63年3月獨協医科大学卒業。昭和63年6月鹿児島大学第三内科（現在の神経内科・老年病学分野）入局。平成5年より平成8年まで国立療養所沖縄病院神経内科医長。現在、鹿児島市の大勝病院脳神経内科勤務。同時にヒトレトロウイルス学共同研究センター鹿児島大学キャンパス神経免疫学分野客員研究員となる。2017年からHTLV-1関連脊髄症（HAM）診療ガイドライン作成委員会委員。
所属学会・認定医は、日本神経学会専門医・指導医、日本内科学会認定医、日本医師会認定産業医、日本サーモロジー学会認定医及び理事、日本神経免疫学会、日本神経病理学会、日本HTLV-1学会、日本人類遺伝学会。NPO法人スマイルリボン、アトムの会（HAM患者会）顧問。主な研究はHTLV-I感染症及びHTLV-1関連脊髄症（HAM）の臨床である。

教えて！HTLV-1のことシリーズ2
教えて！先生　HAM（HTLV-1関連脊髄症）のこと

発　行　日	2023年3月20日　第1刷発行
著　　　者	松崎 敏男
編　　　者	NPO法人スマイルリボン
編 集 協 力	今村 美都
発　行　者	向原 祥隆
発　行　所	株式会社 南方新社
	〒892-0873　鹿児島市下田町292-1
	電話　099-248-5455
	振替口座　02070-3-27929
	URL　http://www.nanpou.com
	e-mail　info@nanpou.com

印刷・製本	株式会社プリントパック

定価はカバーに印刷しています
乱丁・落丁はお取替えします
ISBN978-4-86124-488-9, C0047
ⓒ Matsuzaki Toshio 2023, Printed in Japan

スマイルリボンの本の紹介
本屋さんやネットで購入できますよ。

教えて！HTLV-1 のことシリーズ 1
専門医に聞きました。
教えて！先生
ATL（成人 T 細胞白血病）のこと

宇都宮與著　スマイルリボン編
南方新社刊　定価（本体 1,200 円＋税）

教えて！HTLV-1 のことシリーズ 2
専門医に聞きました。
教えて！先生
HAM（HTLV-1 関連脊髄症）のこと

松崎敏男著　スマイルリボン編
南方新社刊　定価（本体 1,200 円＋税）

教えて！HTLV-1 のことシリーズ 3
専門医に聞きました。
教えて！先生
HTLV-1 の母子感染とキャリアのこと

根路銘安仁著　スマイルリボン編
南方新社刊　定価（本体 1,200 円＋税）

HTLV-1のことなら
専門の先生が
教えてくれるよ

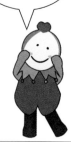

■ご注文は、お近くの書店やネット書店か、直接南方
新社まで電話、ＦＡＸ、Ｅメール（info@nanpou.com）
でお申し込みください (送料無料)